Adhamjon Kasimov
Mukhammadjon Soliyev

MELHORIA DOS RESULTADOS CIRÚRGICOS NO TRATAMENTO DO PÉ

Adhamjon Kasimov
Mukhammadjon Soliyev

MELHORIA DOS RESULTADOS CIRÚRGICOS NO TRATAMENTO DO PÉ

Optimizing Surgical Treatment of Burn-Induced Foot and Ankle Deformities (Otimização do tratamento cirúrgico das deformidades do pé e do tornozelo provocadas por queimaduras): Um Guia Clínico Abrangente

ScienciaScripts

Imprint
Any brand names and product names mentioned in this book are subject to trademark, brand or patent protection and are trademarks or registered trademarks of their respective holders. The use of brand names, product names, common names, trade names, product descriptions etc. even without a particular marking in this work is in no way to be construed to mean that such names may be regarded as unrestricted in respect of trademark and brand protection legislation and could thus be used by anyone.

Cover image: www.ingimage.com

This book is a translation from the original published under ISBN 978-620-8-06379-5.

Publisher:
Sciencia Scripts
is a trademark of
Dodo Books Indian Ocean Ltd. and OmniScriptum S.R.L publishing group

120 High Road, East Finchley, London, N2 9ED, United Kingdom
Str. Armeneasca 28/1, office 1, Chisinau MD-2012, Republic of Moldova, Europe
Printed at: see last page
ISBN: 978-620-8-33795-7

ÍNDICE DE CONTEÚDOS

ANOTAÇÃO

As cicatrizes e as contraturas das articulações do pé e do tornozelo após uma queimadura são o resultado de queimaduras profundas de espessura parcial e total que afectam o movimento do pé, prejudicam a função da extremidade inferior e beneficiam frequentemente de reconstrução cirúrgica. Cento e vinte e um casos e um número total de 154 contraturas de cicatrizes de queimaduras e deformidades do pé foram tratados no Inter Regional Burn Center e no Burn Department of RCSUMA Samarkand, Uzbequistão. Os resultados a longo prazo das operações efectuadas sugerem que o doente queimado beneficia de uma observação atenta para detetar o desenvolvimento de cicatrizes que beneficiem de uma intervenção ou de um crescimento lento da extremidade lesionada e o desenvolvimento de alterações secundárias dos ossos e das articulações. De acordo com a nossa experiência, as operações devem ser consideradas antes do desenvolvimento de cicatrizes graves para evitar alterações secundárias. No caso de contratura grave, o procedimento deve ser considerado o mais rapidamente possível após a deteção. Os resultados deste relatório sugerem que os resultados das intervenções cirúrgicas das deformidades do pé e tornozelo induzidas por queimaduras dependem de: (1) localização das contraturas cicatriciais; (2) profundidade da lesão; (3) presença de pele local não lesada para reconstrução e (4) presença de lesão óssea ou alterações ósseas secundárias a contratura cicatricial crónica. As observações da localização das contraturas articulares do pé e tornozelo após a queimadura, o procedimento cirúrgico realizado e os resultados da nossa série são apresentados neste manuscrito.

Esta monografia fornece informações extensas sobre a otimização dos resultados do tratamento cirúrgico de doentes com queimaduras nas pernas.

A monografia é abrangente e destina-se a estudantes de medicina, mestres de especialidades cirúrgicas, residentes clínicos e a todos os cirurgiões.

INTRODUÇÃO

A relevância do problema. Nas queimaduras extensas que ocupam mais de 30% da superfície corporal, há sempre queimaduras nos pés [2, 29].

As queimaduras nos pés representam 5,1-6,5% das lesões. As deformações do pé após as queimaduras ocorrem em 40-50% dos doentes e em 22,5% dos casos causam incapacidade. Por isso, um dos problemas mais urgentes e difíceis da reabilitação dos queimados é a restauração da função do pé [2, 3, 18, 27, 42, 72, 73, 115].

A estrutura e função anatómicas complexas, a variedade de alterações em desenvolvimento sob a forma de contraturas de flexão dos dedos, danos no aparelho extensor dos tendões, bem como a deformação cicatricial da superfície posterior do pé, complicada por contraturas extensoras das articulações combinadas com sindactilia cicatricial, são a causa de resultados de tratamento insatisfatórios. Após os métodos tradicionais de tratamento cirúrgico, existe um número significativo de recidivas [22, 38, 44, 87].

No contexto do progresso geral no tratamento de queimaduras nos pés, existe um claro atraso na investigação científica relacionada com a reabilitação de doentes com consequências de queimaduras nos pés.

Até à data, questões como o momento da intervenção cirúrgica para as deformidades pós-queimadura do pé, o seu volume, a espessura óptima dos enxertos de pele transplantados; a eliminação simultânea de múltiplas lesões, bem como as caraterísticas da cirurgia no dorso do pé na presença de contratura dos flexores dos dedos, cicatriz ou tendão não foram suficientemente resolvidas [30, 62, 43, 57].

Tendo em conta o que precede, o desenvolvimento desta problemática determinou os seguintes objectivos e metas do estudo.

O objetivo do estudo. Melhorar os resultados do tratamento cirúrgico de pacientes com consequências de queimaduras nas mãos através do desenvolvimento de novos métodos de operação e do aperfeiçoamento dos já existentes.

Para atingir este objetivo, identificámos as seguintes tarefas:

• Desenvolver métodos eficazes de tratamento cirúrgico das cicatrizes e das contracturas de flexão dos dedos dos pés.

• Justificação anatómica de um método eficaz de tratamento cirúrgico da sindactilia cicatricial dos dedos.

• Desenvolver métodos eficazes de tratamento cirúrgico das deformações cicatriciais da superfície posterior do pé.

• Estudar os resultados dos vários métodos de tratamento cirúrgico das deformações cicatriciais da mão, desenvolver um algoritmo para o tratamento cirúrgico e dar recomendações sobre a sua utilização.

Novidade científica da investigação:

1. Foram desenvolvidos e introduzidos na prática clínica novos métodos de tratamento cirúrgico das contracturas de flexão cicatricial dos dedos dos pés baseados na utilização de métodos combinados de cirurgia plástica, bem como foram melhorados os métodos cirúrgicos para o tratamento da sindactilia cicatricial do pé.

2. Foi desenvolvido e introduzido na prática clínica um novo método de tratamento cirúrgico das deformações cicatriciais do dorso do pé.

3. Com base nos princípios e métodos desenvolvidos para o tratamento das deformações da mão causadas por cicatrizes pós-queimadura, propõe-se um algoritmo e recomendações práticas.

O valor prático do trabalho. Foram desenvolvidas e aperfeiçoadas novas tecnologias cirúrgicas para o tratamento das consequências de uma queimadura no pé.

Foram determinadas as indicações e os algoritmos ideais para intervenções cirúrgicas para as deformações cicatriciais do pé.

A utilização do complexo de métodos de tratamento cirúrgico das consequências das queimaduras nos pés, desenvolvido pelo autor, permitiu aumentar a eficácia do tratamento. Isto manifesta-se na melhoria dos resultados funcionais e estéticos das operações, com uma diminuição paralela da frequência das complicações pós-operatórias, da recorrência das contraturas e da contração dos enxertos.

As disposições da dissertação apresentada para defesa. Os princípios desenvolvidos de reabilitação cirúrgica dos pacientes com consequências de queimaduras nas mãos permitem realizar um complexo de tratamentos conservadores, pré e pós-operatórios, em tempo útil e com uma eficácia óptima, estabelecendo prazos, indicações e uma abordagem diferenciada do tratamento cirúrgico.

As tecnologias de tratamento reconstrutivo e reconstrutivo de deformações cicatriciais pós-queimadura, sindactilia e contratura do pé, combinando métodos recentemente desenvolvidos e melhorados de cirurgia plástica da pele, bem como métodos baseados na utilização de auto-enxertos de pele de camada completa, podem melhorar qualitativamente os resultados do tratamento cirúrgico.

Uma nova tecnologia de tratamento cirúrgico das consequências das queimaduras nos pés, incluindo métodos de correção das perturbações da microcirculação nos retalhos cutâneos e de controlo da sua eficácia, permite aumentar a capacidade de enxerto dos retalhos, reduzir drasticamente a frequência de complicações necróticas purulentas no período pós-operatório.

Foi estabelecido que os métodos recentemente desenvolvidos e melhorados de cirurgia plástica da pele têm eficácia e prioridade diferenciadas em relação a certos tipos de localização de deformidades cicatriciais pós-queimadura e contracturas do pé.

CAPÍTULO I.

REABILITAÇÃO MÉDICA DE DOENTES QUEIMADOS RECONVALESCENTES [REVISÃO DA LITERATURA].

Segundo a OMS, as lesões térmicas ocupam o terceiro lugar entre outras lesões, na nossa República representam 12-15%. Um aumento da frequência e da gravidade das queimaduras, uma diminuição da mortalidade entre os queimados graves provocaram um aumento acentuado do número de vítimas com consequências pronunciadas de queimaduras.

"A restrição da atividade vital é um desvio da norma da atividade humana devido a um distúrbio de saúde, que se caracteriza por uma limitação da capacidade de realizar os autocuidados, o movimento, a orientação, a comunicação, o controlo do comportamento, a formação e o trabalho".

A restrição da atividade vital é determinada pelo grau de incapacidade funcional:

Grau I - incapacidade funcional ligeira;

Grau II - moderado;

Fase III - expressa;

Grau IV - significativamente pronunciado.

As queimaduras superficiais (I e II graus) e as queimaduras limitadas do grau Sha não conduzem a alterações patológicas nos órgãos internos e no sistema músculo-esquelético, as perturbações funcionais são temporárias e normalizam até quatro semanas a partir do momento da lesão[9, 65, 80].

Com queimaduras profundas (graus Sb e IV) e queimaduras generalizadas do grau Sha, a cicatrização de feridas em doentes queimados não conduz frequentemente a uma recuperação completa. Várias consequências da queimadura permanecem com estas vítimas durante muito tempo e impedem o seu regresso à vida normal [24, 64, 106].

Em 95% dos casos, as principais causas de incapacidade dos queimados são contraturas, emendas, deslocações e subluxações, anquilose, cicatrizes quelóides e hipertróficas, defeitos de amputação, exaustão da queimadura [95, 109, 110, 117].

As perturbações anatómicas e funcionais das queimaduras têm caraterísticas especiais que só a elas são inerentes. Ao contrário da lesão mecânica nas queimaduras, a lesão espalha-se por uma área maior do corpo humano, e a inflamação prolongada dos tecidos leva à formação de cicatrizes não só na área da queimadura, mas também muito para além dela, o que muitas vezes leva ao desenvolvimento de rigidez e contraturas mesmo das articulações não afectadas do pé. A lesão primária de tecidos mais profundos do que a pele é rara e a maioria das contraturas do pé no início tem um carácter dermato-desmogénico. No entanto, mesmo nestes casos, quando a inflamação secundária dos tecidos subjacentes é insignificante e não ocorreram alterações degenerativas-distróficas nos mesmos com o resultado de cicatrização, as propriedades elásticas da pele restaurada são fortemente reduzidas. A pele restaurada sofre uma retração nos primeiros 3 meses, a sua superfície encolhe e a área diminui 30-40%. A partir do início do 4º mês, começa a desretratação, a área da pele restaurada aumenta gradualmente, as rugas desaparecem. Um ano depois, inicia-se o terceiro período de estabilização, a área dos transplantes atinge 95% da original [12]. Segundo E. A. Bautinau, 8% dos pacientes operados não sofrem deretracção, o que implica a gravidade e a persistência das deformidades e contraturas do pé. A retração e a deretracção dependem do estado do tecido cicatricial situado sob o enxerto. Numa pessoa saudável, o movimento da pele durante os movimentos do pé, devido ao tecido subcutâneo e à elasticidade normal da pele, ocorre a uma distância considerável de uma grande articulação; nas pessoas queimadas, a possibilidade de tais movimentos é fortemente limitada, o que contribui para o desenvolvimento de rigidez e contraturas. Por fim, as queimaduras caracterizam-se por danos simultâneos em várias articulações (no caso de queimaduras térmicas profundas e generalizadas, são normalmente danificados 2-3 membros e, consequentemente, a função sofre 4 - 6 - 8- e articulações ao mesmo tempo). Uma ligeira limitação da função de uma articulação individualmente com lesões múltiplas leva a uma diminuição pronunciada ou significativamente pronunciada da função de todo o membro como um todo [32, 49, 65, 105, 127].

A gravidade da lesão nas queimaduras térmicas do pé é determinada principalmente pelo tamanho da área da queimadura profunda. Atualmente, as queimaduras profundas com uma área de até 15% da superfície corporal são consideradas limitadas e mais de 15% da superfície corporal são comuns. No caso de queimaduras profundas limitadas, se o aparelho muscular ou osteoarticular não tiver sido principal ou secundariamente afetado e a pele tiver sido restaurada, a violação da saúde e da atividade vital é temporária, os doentes são tratados de acordo com um certificado de incapacidade e não são enviados para exame médico e social. No caso de queimaduras térmicas profundas e generalizadas, o tempo de recuperação da pele perdida é significativamente prolongado. Os doentes passam por todas as fases da doença de queimadura, ficam gravemente enfraquecidos, exaustos, desenvolvem atrofia muscular, degeneração degenerativa da cápsula articular e do aparelho ligamentar, surgem múltiplas deformações e contraturas das articulações, o que muitas vezes leva a uma restrição pronunciada e significativamente pronunciada da atividade vital. Com uma área de queimadura profunda de até 5% da superfície corporal, cerca de 2% das vítimas ficam incapacitadas, com uma área de queimadura profunda de 6 a 15% da superfície corporal - 55%, com uma área de queimadura profunda de mais de 15% da superfície corporal - 87% dos pacientes. Além disso, se 17% das vítimas são reconhecidas como deficientes nos grupos I e II com queimaduras profundas limitadas, então 64% dos doentes com queimaduras profundas generalizadas nos pés [53, 80, 93].

Quanto mais tarde a pessoa queimada dá entrada num hospital especializado, mais tempo demora a preparar as feridas para a cirurgia plástica e a iniciar o tratamento cirúrgico atempado. Com o tratamento cirúrgico iniciado no prazo de um mês a partir do momento da lesão, uma em cada três vítimas é reconhecida como incapacitada, até 4 meses - uma em cada duas e após 4 meses - quase todas.

A admissão tardia das vítimas num hospital especializado e o início tardio do tratamento cirúrgico conduzem à existência prolongada de uma ferida de queimadura, à exaustão da queimadura e ao aparecimento de contracturas persistentes do pé. As possibilidades de restauração cirúrgica da pele perdida estão a deteriorar-se, os intervalos entre as operações estão a aumentar e a duração do tratamento hospitalar está a aumentar drasticamente [57, 64, 89, 121].

A localização da lesão é um dos factores mais importantes, especialmente no caso de queimaduras térmicas profundas limitadas na área. A localização de uma queimadura profunda nas extremidades superiores em 46% dos casos conduz a incapacidade, e as queimaduras no dorso do pé e nos dedos em 56% dos casos. Os danos nas extremidades inferiores têm duas vezes menos probabilidades de conduzir a incapacidade do que os danos nas extremidades superiores.

As maiores dificuldades são encontradas na avaliação da funcionalidade de um pé queimado. Com um grau ligeiro de disfunção do pé, a diminuição da amplitude dos movimentos nas articulações dos dedos não excede 30% em relação à norma. O défice de flexão dos dedos não excede 2-4 cm - Os parâmetros da dinamometria do pé são reduzidos em não mais de 30% [88, 107].

Com um grau moderado de restrição da função do pé, a amplitude de movimento nas articulações é reduzida para 60% da norma, o défice de flexão dos dedos é superior a 4 cm. A dinamometria do pé foi reduzida em 60%.

Com um grau pronunciado de disfunção do pé, a amplitude dos movimentos nas articulações dos dedos é reduzida em 90% ou mais, o défice de flexão dos dedos é superior a 6 cm, existem contraturas na posição viciosa dos dedos, subluxações das falanges, anquilose das articulações interfalângicas. Os parâmetros da dinamometria do pé são reduzidos em 90% ou mais [17, 77, 104].

Com um grau significativamente pronunciado de disfunção do pé, observa-se anquilose em todas as suas articulações e a ausência completa de todos os tipos de preensão [16, 28].

A atividade vital das vítimas com o primeiro grau de disfunção do pé é completamente preservada. A capacidade de trabalho das vítimas cujo trabalho está associado a stress neuropsiquiátrico, bem como a stress físico ligeiro ou moderado (mas sem aumento dos requisitos para a função do pé) não é prejudicada. Os doentes cuja profissão exige movimentos subtis e diferenciados dos dedos são reconhecidos como tendo uma capacidade de trabalho limitada com uma diminuição das qualificações ou do volume da atividade produtiva [15, 71].

É precisamente uma ameaça psicológica ao bem-estar que se torna a situação em que se encontra um doente com uma lesão no pé. O prognóstico da doença, especialmente nas primeiras fases de adaptação às condições ditadas por uma lesão grave no pé, permanece incerto para o doente durante muito tempo. Neste sentido, o doente necessita de informação, apoio e assistência física e psicológica. A ansiedade e a depressão podem resultar de um ajustamento insatisfatório, pelo que o diagnóstico das estratégias individuais de adaptação do doente pode ajudar no desenvolvimento de intervenções psicológicas eficazes. [6, 11, 14, 19, 37].

As questões relacionadas com a reabilitação de doentes queimados com problemas nos pés ainda não foram suficientemente estudadas. As bases das instituições médicas e preventivas onde a reabilitação conservadora é possível não foram determinadas; a eficácia de muitos meios de reabilitação conservadora não foi estudada. A ausência de departamentos de cirurgia reconstrutiva para as consequências das queimaduras e de centros de reabilitação afecta negativamente os resultados do tratamento a longo prazo e conduz frequentemente à incapacidade dos doentes [96, 111].

1.1. Métodos conservadores de reabilitação dos queimados

Com a deformidade formada do pé, o atraso na cirurgia é, no entanto, erróneo e a cirurgia de recuperação precoce dos doentes pode não ser suficientemente eficaz [56].

Antes de determinar as indicações para a cirurgia, deve decidir-se primeiro se é possível eliminar as contracturas dos dedos e dos pés através de um tratamento conservador, utilizando todos os meios. É necessário um certo período de tempo. É necessário que as cicatrizes e os retalhos de pele enxertados amadureçam, após o que, em alguns casos, pode não haver necessidade de cirurgia, ou o seu volume diminuirá, uma vez que a mobilidade dos tecidos moles na zona da articulação aumentará. Ao mesmo tempo, determina-se a estabilidade e mobilidade dos retalhos cutâneos enxertados, revelam-se as linhas e zonas de maior contração dos tecidos [45, 48, 68, 98].

As deformações por queimadura do pé formam-se com uma restauração incompleta da pele, no entanto, podem desenvolver-se após a cirurgia devido a uma diminuição do tamanho dos enxertos de pele livre. Isto deve-se à retração secundária, que foi observada por T.E.Gilorybov. T.Ya.Aryev foi o primeiro a apontar a reversibilidade da retração secundária [101].

Após a cicatrização de queimaduras de grau III nos pés, ocorrem distúrbios acentuados da microcirculação, o que leva a vários distúrbios tróficos nestas áreas (descoloração, fissuras, ulceração) e sensações subjectivas: prurido, dor, parestesia [1]. Em alguns casos, formam-se alterações atróficas e cicatriciais nas áreas dadoras, impedindo o recorte de retalhos cutâneos livres [4, 10, 87, 92, 113].

A questão da cirurgia plástica reconstrutiva deve ser resolvida tendo em conta o estado geral do doente. Infelizmente, a patologia interna diversa que se desenvolve nos doentes queimados, desde os sistemas cardiovascular e respiratório, fígado, rins, estado imunitário, órgãos digestivos, metabolismo energético e proteico, órgãos endócrinos, função de barreira da pele, não é completamente eliminada após a cicatrização das feridas de queimaduras [5, 8, 20, 30].

Os métodos e instrumentos utilizados para melhorar as funções do pé são diversos. N.V.Povstyanoi divide-os, de acordo com o princípio de utilização, em 3 grupos: 1) fisioterapia obrigatória, massagem, mecanoterapia, imobilização amovível; 2) meios e métodos substituíveis e alternados - fisioterapia, terapia de reabsorção, iontoforese de substâncias medicinais; 3) meios e métodos selectivos ou especiais - raios de faia, terapia de raios X, terapia de compressão, magnetoterapia, crioterapia, etc. [101, 112].

Tratamento médico. A ionoforese pirogénica e a hidrocortisona são amplamente utilizadas entre os medicamentos. A utilização destes medicamentos é mais eficaz durante o ano seguinte à cicatrização das feridas de queimaduras. O pirogénico, para além das suas propriedades puramente pirogénicas, tem efeitos anti-inflamatórios e dessensibilizantes, altera a permeabilidade dos tecidos e tem um efeito inibidor nos processos de regeneração e de cicatrização (alivia o prurido, a dor, amolece as cicatrizes, aumenta a mobilidade dos tecidos). Durante o segundo ano, observa-se um efeito menos pronunciado, ao mesmo tempo que, com a introdução de pirogénios, as fibras de colagénio são reorganizadas com a sua destruição e decomposição, o conteúdo de hexoses, aminosacáridos e ácido neurâmico no tecido das cicatrizes quelóides diminui e o metabolismo dos glucosaminoglicanos e das glicoproteínas muda. No entanto, é impossível não constatar que a administração de pirogenal requer um longo período de tempo e é dolorosa, o que nem sempre permite um curso de tratamento. O pirogenal como inibidor da cicatrização só é eficaz um ano após o início do crescimento do queloide. A utilização do medicamento 2-3 anos após a queimadura é ineficaz [10, 20, 70, 74, 75, 78].

Sob a influência da hidrocortisona, ocorrem alterações nas cicatrizes que são largamente idênticas às observadas com a introdução de pirogénios. No entanto, a hidrocortisona em doses elevadas reduz a atividade imunológica do organismo [22].

No tratamento das deformações cicatriciais do pé, são também utilizados outros estimulantes biogénicos - vítreo, aloé, PHIBS. As contra-indicações para a sua utilização são formas graves de patologia cardiovascular, doença renal, distúrbios gastrointestinais, gravidez, neoplasias malignas [7, 26, 87].

Para o tratamento das deformações cicatriciais pós-queimadura e das contraturas do pé, as preparações enzimáticas como a lidase e a terrilitina, sob a forma de eletroforese, tornaram-se muito comuns [90]. A sua ação baseia-se na despolimerização e hidrólise dos ácidos hialurónico e condroetilsérico, o que promove a reabsorção da cicatriz [79]. Os autores constataram que, após um curso de tratamento, o prurido desapareceu na maioria dos doentes, a sensação de aperto na área da cicatriz diminuiu, as cicatrizes tornaram-se mais macias, mais elásticas, mais móveis, o volume dos movimentos aumentou com as contraturas [57, 64].

S.P. Pakhomov [66] apresentou provas convincentes do desenvolvimento inverso de cicatrizes quelóides extensas do pé após a aplicação intradérmica de acetonido de triancinolona.

De acordo com V.V.Yudenich [72] et al., o efeito anti-inflamatório do medicamento deve-se ao bloqueio da síntese proteica e dos glucosaminoglicanos, bem como ao efeito tóxico nos fibroblastos, que abranda a formação de fibras de colagénio.

A.M.Khadjibaev et al. [[81] indicam a utilização do medicamento roncoleucina no tratamento complexo de queimados.

Métodos físicos de tratamento. Os métodos e meios deste grupo são normalmente utilizados para tratar as cicatrizes pós-queimadura, que representam o problema mais difícil das consequências locais das lesões térmicas [65].

Terapia magnética. Nos últimos anos, têm sido relatados os efeitos positivos do campo magnético no tratamento de cicatrizes patológicas pós-queimadura do pé [87, 110].

Foi estabelecido que a magnetoterapia tem um efeito desidratante, promove o transporte eficaz de oxigénio para os tecidos e a sua utilização adequada, e também melhora a microcirculação devido à libertação de heparina no leito vascular [103].

Ao realizar um estudo comparativo do efeito terapêutico do campo magnético alternado e do campo elétrico UHF em infiltrados pós-operatórios, foram observados aproximadamente os mesmos efeitos analgésicos e anti-inflamatórios de ambos os métodos, com algumas vantagens do campo magnético [33, 53, 92, 116].

Tratamento de cicatrizes com *ligaduras elásticas de compressão (pressão).* Sob a influência da pressão exercida por pneus especialmente preparados, feitos de materiais termoplásticos, é possível evitar o enrugamento dos enxertos e o crescimento de cicatrizes nos pés [5, 31].

Na prática clínica, este método tem sido utilizado por outros autores. Atualmente, existem luvas especialmente fabricadas para este fim, que são fixadas em estado de tensão no corpo com a ajuda de fechos de correr [31].

No entanto, apesar da eficácia deste método, está associado a uma série de inconvenientes: os doentes preocupam-se com a transpiração excessiva sob a ligadura, especialmente em tempo quente, a pressão provoca sensações desagradáveis, o desconforto estético desempenha um papel importante na localização das cicatrizes no pé. Tudo isto pode provocar uma interrupção do tratamento ou uma rejeição completa do mesmo [4, 87].

Nos últimos anos, *a crioterapia* tem sido utilizada com sucesso no tratamento de cicatrizes patológicas do pé. A destruição local dos tecidos patológicos leva à necrose dos mesmos e ao subsequente tratamento da ferida sob a crosta. Após a rejeição desta última, a ferida epiteliza e, de acordo com uma série de sinais, esta área da pele não difere da pele normal [10, 86].

A crioterapia de cicatrizes pós-queimadura do pé pode ser realizada sob a forma de criomassagem e criocoagulação com dispositivos especiais com azoto líquido ou o seu óxido nitroso. Uma haste de madeira com um tampão na extremidade é introduzida num recipiente com azoto líquido e depois pressionada contra a cicatriz durante 2-15 segundos. Ao mesmo tempo, a temperatura nas cicatrizes diminui para -10, -20, o que leva à destruição da camada epidérmica, seguida da sua rejeição. A coagulação é relativamente indolor e pode ser efectuada sem anestesia.

Estudos histológicos mostram que os nódulos de colagénio desaparecem sob os tecidos necróticos, e novas fibras de colagénio paralelas são formadas. Por vezes, após a crioterapia, verifica-se um afundamento dos tecidos na zona da cicatriz, a sua despigmentação, bem como um crescimento mais rápido do queloide [8, 20, 23, 110].

Radioterapia. O método mais antigo de tratamento das cicatrizes quelóides do pé é a radioterapia, utilizada pela primeira vez por Freund após a excisão do queloide. I.L. Hunt demonstrou num grande material (673 cicatrizes) que a irradiação é bem sucedida em 89% dos casos. Uma dose única de 1000 R de radiação uma vez por mês, num total de 10 sessões [79]. De 286 doentes, segundo S.P.Pakhomov et al., a recuperação ocorreu em 209 (73%) doentes e a melhoria em 41 (14%). O tratamento revelou-se ineficaz em 36 (13%) doentes [10, 87].

A radioterapia de curto alcance é efectuada com aparelhos de várias empresas (RUM-21 (URSS), TUR-60 (RDA), GFH-60 (Hungria), etc.) com uma saída lateral de raios.

Clinicamente, sob a influência da radiação de raios X, a comichão, a dor e a sensação de peso na cicatriz diminuem. No local da irradiação, ocorre hiperemia, secura dos tecidos tegumentares e descamação. O crescimento das cicatrizes pára, estas ficam gradualmente achatadas, pálidas e mais macias. Os autores japoneses têm utilizado amplamente a irradiação com rádio, Co60 e Sk90 em pequenos quelóides recentes.

Nos últimos anos, houve relatos isolados sobre a dermoabrasão de cicatrizes com laser.

Métodos balneológicos tratamento de cicatrizes pós-queimadura do pé. Procedimentos balneológicos como banhos de sulfureto de hidrogénio e de radão, banhos de brometo de iodo, banhos de mar, banhos de coníferas - nos últimos 15-20 anos têm sido cada vez mais utilizados na reabilitação de queimados [8, 10, 67, 83, 84].

Há mais de 25 anos, observações clínicas provaram a eficácia das fontes de macestina no tratamento de cicatrizes hipertróficas e quelóides [85]. Para além de acelerar a maturação das cicatrizes e estabilizar os retalhos de pele enxertados, todos os procedimentos balneológicos têm um efeito positivo global significativo numa pessoa. Ao mesmo tempo, a função dos sistemas cardiovascular e respiratório e a hemodinâmica periférica melhoram. Ao mesmo tempo, as violações da função destes sistemas em convalescentes são muito frequentes, e uma das tarefas da reabilitação conservadora é melhorar a atividade destes sistemas.

Com uma pressão osmótica elevada, quando em contacto com a zona afetada da pele, a água pressurizada favorece a saída do líquido estagnado dos tecidos, dos produtos de decomposição tóxicos e dos elementos celulares necrosados.

O tratamento clássico com água de sulfureto de hidrogénio consiste em tomar 10-12 banhos comuns de dois em dois dias, a exposição é gradualmente aumentada de 10 para 15 minutos, a concentração de sulfureto de hidrogénio é de 100-150 mg/l.

Em caso de deformações cicatriciais do pé, os banhos de câmara podem ser efectuados durante mais tempo antes dos banhos gerais.

Para uma maior penetração do sulfureto de hidrogénio na pele, G.I.Mishchersky propôs, em 1934, a utilização de um duche de alta pressão. Na prática, esta ideia foi implementada muito mais tarde por A.S.Tsopikov [83].

Nas condições da nossa República, ainda não foram identificadas fontes de sulfureto de hidrogénio para a terapia balneológica dos queimados.

O rádon tem sido amplamente utilizado no tratamento de muitas doenças inflamatórias, alérgicas e destrutivas. Nos últimos anos, a terapia com radão tem sido utilizada para tratar os efeitos das queimaduras. A eficácia dos banhos de dióxido de carbono e de rádon na reabilitação conservadora dos queimados foi constatada pelos trabalhos de vários autores [83, 84, 85]. Após os primeiros 4-5 banhos de radão, a comichão nas cicatrizes, a dor e a sensação de tensão são clinicamente reduzidas de forma acentuada ou desaparecem completamente[87].

No final do tratamento, o sono e o apetite são restabelecidos, o bem-estar geral melhora, a irritabilidade e as dores de cabeça desaparecem.

Observa-se uma dinâmica positiva tanto durante o processo de tratamento como nos 1-2 meses seguintes. Os banhos de dióxido de carbono e de radão têm um efeito positivo no tratamento de quelóides, cicatrizes hipertróficas dos pés, bem como no enxerto normal de enxertos de pele livre transplantados. A espessura das cicatrizes diminui 1,5-2 vezes, tornam-se mais macias, mais pálidas, mais móveis. As pequenas feridas cicatrizam, as úlceras tróficas existentes diminuem, os fenómenos inflamatórios diminuem, as dermatoses desaparecem. O crescimento de cicatrizes ao longo dos bordos do enxerto pára, estas tornam-se mais macias, mais móveis, mais elásticas.

Está provado que quanto mais cedo for iniciado o tratamento com sulfureto de hidrogénio e radão, melhores serão os resultados obtidos.

A fisioterapia é indicada para todos os convalescentes de queimaduras, independentemente do grau de lesão, da sua localização e área. Sob a influência do tratamento funcional, as funções dos sistemas cardiovascular e respiratório, a microhemolinfocirculação melhoram, a força e o tónus muscular aumentam, o metabolismo normaliza-se, o tónus do sistema nervoso autónomo aumenta e a autoconfiança é incutida.

A principal tarefa da fisioterapia é restaurar a função do pé, fortalecer os músculos dos dedos. Com lesões mais pronunciadas, por exemplo, tendão ou aparelho articular, é necessário manter a sua posição funcional mais vantajosa, que proporciona a função principal - agarrar e segurar objectos [12, 41].

No caso de queimaduras superficiais e profundas, é necessário iniciar precocemente a terapia, que consiste inicialmente na alteração da posição do corpo, em acções activas com ajuda externa. A dor provoca uma atitude negativa em relação ao exercício e leva frequentemente à contração reflexa, à tensão muscular, impedindo o exercício. Deve ser explicada aos doentes a necessidade de fisioterapia. Na maioria dos casos, é útil combinar exercícios físicos com banhos e massagens. Podem ser efectuados vários exercícios com uma esponja macia, uma bola e brinquedos de borracha debaixo de água [15, 87].

1.2. Tratamento cirúrgico das deformações cicatriciais dos pés

Nas queimaduras extensas, que ocupam mais de 30% da superfície corporal, há sempre queimaduras nos pés [2, 29].

As queimaduras nos pés representam 5,1-6,5% das lesões. As deformações do pé após as queimaduras ocorrem em 40-50% dos doentes e em 22,5% dos casos causam incapacidade. Por conseguinte, um dos problemas mais urgentes e difíceis da reabilitação dos queimados é a restauração da função do pé [2, 3, 18, 27, 42, 72, 73, 115].

A estrutura e função anatómicas complexas, a variedade de alterações em desenvolvimento sob a forma de contraturas extensoras dos dedos, danos no aparelho extensor do tendão, bem como a deformação cicatricial da superfície posterior do pé, complicada por contraturas extensoras das articulações combinadas com sindactilia cicatricial, são a causa de resultados de tratamento insatisfatórios. Após os métodos tradicionais de tratamento cirúrgico, existe um número significativo de recidivas [22, 38, 44, 87].

1.2.1. Plástico com tecidos locais

No desenvolvimento de métodos de cirurgia plástica com retalhos contra-triangulares.

Em termos da utilização eficaz do tecido cicatricial, estão a ser desenvolvidos novos métodos de cirurgia plástica com tecidos locais [30, 52, 69].

O método de cirurgia plástica com retalhos triangulares permite-lhe alongar os tecidos reduzindo a sua largura. Os retalhos na Z-plastia são formados com o mesmo ângulo ou com ângulos diferentes - de 60o a 90o. Quanto maior for o ângulo, maior será o aumento de tecido ao longo da linha de incisão principal, mas mais difícil será mover o retalho. Ao realizar uma cirurgia plástica no pescoço, o ângulo ideal deve ser de 60 graus. D.G. Dmitriev [32] utilizou retalhos triangulares simétricos e assimétricos de forma simples e múltipla para deformações cicatriciais e obteve bons resultados. V.V.Azolov et al. [2], N.A. Kurin et al.[46] acreditam que uma condição necessária para a aplicação bem sucedida da Z-plastia é a presença de pele normal circundante. No entanto, verificou-se que com um defeito cutâneo que ocupa 30-40% de toda a superfície articular, a possibilidade de utilizar tecidos locais sob a forma de Z-plastia é completamente excluída[2, 7, 34, 42, 43, 87].

A utilização de métodos de retalhos contra-triangulares exige frequentemente operações em várias fases e, com a necrose dos vértices dos retalhos deslocados, que, segundo os dados, ascende a pelo menos 10%, os resultados das intervenções cirúrgicas deterioram-se significativamente [3, 4, 21, 25, 39, 44, 59].

Os retalhos triangulares cortados com cicatrizes com mais de 3-4 cm de largura não permitem uma correção adequada. Além disso, a Z-plastia não elimina completamente o defeito cosmético das contracções cicatriciais, uma vez que permanecem cicatrizes desprovidas de elasticidade, que diferem da pele normal. V.M.Grishkevich et al., V.Yu. Moroz et al. aqueles que usaram a cirurgia plástica "Z" observam que o comprimento do retalho cicatricial não deve exceder 3-4 cm, seu ápice é igual a 60, muitas vezes necrosa, o que reduz a eficácia do método e muitas vezes não elimina adequadamente a contração, e cerca de 50% dos pacientes requerem intervenções cirúrgicas repetidas. Portanto, a cirurgia plástica com contra retalhos triangulares não pode ser considerada um método radical de tratamento cirúrgico das contraturas cicatriciais pós-queimadura. Pode ser utilizada como uma técnica adicional a outros métodos de correção de deformações e contraturas [25, 26, 43].

1.2.2. Eliminação das deformações cicatriciais através de enxertos de pele livres

No tratamento de queimaduras nos pés, a proporção de enxertos de pele varia de 27,6% a 65%.

A cirurgia plástica dermatómica facilitou a técnica de correção das deformidades pós-queimadura e tornou possível a eliminação das contraturas cicatriciais numa só fase [25, 40]. Vários autores referem que este método é o mais simples e mais radical, e que dá bons resultados. O efeito funcional e cosmético após a cirurgia plástica dermatómica é bastante satisfatório. De acordo com I.V.Filippova, após 1-2 anos, os transplantes têm um aspeto pouco diferente dos tecidos circundantes, formando-se uma camada de gordura subcutânea por baixo. O enxerto torna-se móvel, a suavidade da linha articular aparece [1, 3, 30, 43].

Os defensores da cirurgia plástica com enxertos divididos afirmam que estes se enraízam melhor e não são inferiores aos enxertos de camada completa em termos da natureza da cobertura restaurada [61, 96, 126]. No entanto, mais tarde foi demonstrado que os enxertos finos são mais propensos a rugas, cicatrizes e despigmentação. Quanto mais fino o enxerto, mais pronunciada é a sua retração. Os enxertos em camadas sofrem uma redução significativamente menor, também há menos alterações na aparência, cor, estrutura e dão uma cobertura mais completa [13, 25, 28, 54, 69, 87, 118].

R.A.Bogosian sugere a utilização de enxertos de toda a espessura da pele e observa que, quando esse enxerto é feito corretamente, o risco de insucesso é menor do que quando se utiliza um enxerto livre dividido, e o efeito funcional e cosmético é maior. S.I.Vozdvizhensky et al. [20] e G.I.Dmitriev [25, 27] na cirurgia plástica de deformidades pós-queimadura em crianças, é dada preferência a um enxerto de pele de camada completa [2, 7, 22, 57].

Nos últimos anos, a cirurgia de enxerto de malha tem sido usada para tratar feridas extensas de queimaduras. No entanto, o estudo dos resultados a longo prazo não dá motivos para críticas entusiásticas, uma vez que o relevo da malha dos enxertos enxertados e a sua cicatrização pioram os resultados cosméticos e funcionais das operações [38, 42, 63].

Com base no exposto, pode referir-se que o enxerto de pele livre é uma forma tecnicamente simples de eliminar as deformidades e contraturas pós-queimadura em caso de lesão completa da pele em áreas vizinhas do corpo e obter resultados funcionais satisfatórios. No entanto, os aspectos negativos inerentes a este método de cirurgia plástica - a possibilidade de lise do transplante, o seu enrugamento frequente, a despigmentação, a imobilização prolongada dos membros, que é mal tolerada pelos doentes, a ocorrência de recorrência de contraturas, a deformação do local doador - tornam necessário tratá-lo com alguma precaução [87].

1.2.3. Caule de plástico Filatov

As monografias de F.M.Khitrov descrevem quase todas as variantes possíveis de defeitos nos tecidos da infusão e formas de os restaurar utilizando a haste redonda de Filatov. Muitas operações desenvolvidas e efectuadas por F.M.Khitrov são únicas e não têm análogos na prática mundial [42, 47].

Sh.Sh. Khamraev et al. [82] para eliminar defeitos e deformidades do pé, foram utilizados com êxito vários métodos de cirurgia plástica com retalhos de pedúnculo.

As hastes redondas são colhidas em várias partes do corpo em caso de deformidades, anquilose e defeitos do pé, as hastes são formadas nas extremidades inferiores [2, 18, 28, 36, 43, 87].

Para além das vantagens inegáveis dos plásticos de haste redonda, existem os seguintes pontos negativos.

Ao formar a haste de Filatov, o cirurgião deve calcular antecipadamente todas as etapas das intervenções cirúrgicas, cujo número chega a 6-8 em alguns casos, e por isso o tratamento de reabilitação dura vários meses [21, 38].

A área do retalho transferido é limitada, durante a sua migração, a sensibilidade da pele perde-se, a pigmentação é perturbada, ocorre cicatrização do tecido adiposo, bem como casos de necrose das hastes durante a sua migração. Como resultado da desnervação do caule, há uma cessação da função secretora da pele, acompanhada pelo desaparecimento da acetilcolina, uma diminuição da elasticidade, uma diminuição da taxa de fluxo sanguíneo e um aumento da sensibilidade à infeção. Além disso, perde-se material plástico durante as fases de migração, os doentes têm de permanecer numa posição corporal desconfortável durante muito tempo [3, 30, 44, 69].

1.2.4. Cirurgia plástica com retalhos de pele-gordura e pele-músculo

A boa resistência ao stress, a mesma cor e textura do retalho com a área recetora, levou os cirurgiões a procurar novos métodos para evitar as desvantagens do retalho e da haste plástica, preservando os aspectos positivos deste tipo de transplante[30, 38, 43, 50, 55, 82, 115, 117, 122].

A utilização de um retalho trapezoidal na correção de contraturas pós-queimadura do pé de várias localizações é relatada por Yu.A.Britun, V.M.Grishkevich et al. e outros autores [44, 87]. O retalho foi cortado das áreas da pele da fossa ulnar intactas pela queimadura e, depois de eliminada a contratura, formaram a área da dobra articular. Ao recortar retalhos de forma trapezoidal, as extremidades distais dos retalhos tornam-se pontiagudas, como no plástico em "Z". Portanto, a necrose dos cantos agudos do retalho também é caraterística desse tipo de cirurgia plástica [2, 18, 29, 35, 59, 114, 123].

1.2.5. Cirurgia plástica com retalhos complexos livres utilizando tecnologia microvascular

Desde os anos 70, iniciou-se o desenvolvimento intensivo de métodos de transferência de retalhos livres de pele-gordura e pele-fascial em anastomoses microvasculares para fechar ossos expostos de articulações e outras estruturas profundas [14]. Um grande mérito neste domínio pertence à escola cirúrgica do académico B.V. Petrovsky, seus alunos V.S. Krylov, T.A. Stepanov, N.O. Milanov, R.S. Akchurin, A.M. Borovikov, e na nossa República - Académico V.V. Vikhidov e seus alunos M.Yu. Yunusov, S.L. Ten, A.A. Kayumkhodzhaev e outros.

No tratamento dos efeitos das queimaduras, a cirurgia plástica com retalhos compostos livres sobre anastomoses microvasculares também é utilizada [2, 18, 38, 35, 42, 44, 51, 87, 108].

No entanto, os métodos microcirúrgicos utilizados em várias secções da cirurgia não encontraram uma aplicação adequada em doentes com deformações e contraturas cicatriciais pós-queimadura. Isto deve-se à escassez de locais dadores, à vastidão e profundidade da lesão cicatricial, o que leva a danos na parede vascular, bem como à complexidade da realização de operações microcirúrgicas, um elevado risco de trombose pós-operatória de microanastomoses [14, 30, 43, 120].

Foram detectados sinais de insuficiência vascular em 32-40% [69, 100, 119] dos casos.

Até à data, questões como o momento da intervenção cirúrgica para as deformidades pós-queimadura do pé, o seu volume, a espessura ideal dos enxertos de pele transplantados; a eliminação simultânea de múltiplas lesões, bem como as caraterísticas da cirurgia no dorso do pé na presença de contratura extensora dos dedos, cicatriz ou tendão não foram suficientemente resolvidas. [30, 62, 43, 57]

CAPÍTULO II

. MATERIAIS E MÉTODOS DE INVESTIGAÇÃO

2.1. Caraterísticas gerais das observações clínicas

Este trabalho baseia-se nos resultados do tratamento cirúrgico de 143 (100,0%) doentes com deformações do pé após cicatrizes de queimaduras que foram tratados no Departamento de Cirurgia Reconstrutiva do Hospital Central de Andijan, bem como no Departamento de Cirurgia Reconstrutiva do MMC da Região de Andijan de 2017 a 2020.

O exame deste contingente de doentes foi efectuado de acordo com o "Protocolo de exame de doentes com deformações do pé pós-queimadura", desenvolvido por nós na clínica durante os exames primários e repetidos, chamadas de doentes à clínica para um exame de controlo e estudados através de questionários especialmente concebidos. Antes do tratamento cirúrgico, os defeitos e as deformações foram avaliados visualmente. Após a cirurgia, foram estudados o grau de recuperação da função e o efeito estético. Foram observados 44 (30,8%) homens (M) e 99 (69,2%) mulheres (W). A Tabela 2.1 mostra a distribuição dos pacientes por género e idade.

Tabela 2.1.

Distribuição dos doentes por sexo e idade.

	M.	**%**	**F.**	**%**	**M.**	**%**	**F.**	**%**		
	O grupo principal				**O grupo de controlo**				**Total**	
0-14	4	16	26	41,9	8	42,1	19	51,4	57	39,9
15-20	9	36	21	33,9	6	31,6	8	21,6	44	30,7
21-40	9	36	13	21,0	4	21,1	6	16,2	32	22,4
41-50	2	8	1	1,6	0	0	3	8,1	6	4,2
50<	1	4	1	1,6	1	5,2	1	2,7	4	2,8
Total	25	100	62	100	19	100	37	100	143	100

As principais causas de cicatrizes e defeitos nos tecidos moles foram as queimaduras por chama (56,4%) (Tabela 2.2).

Quadro 2.2

A distribuição dos doentes de acordo com os factores etiológicos.

O fator etiológico	**Número de pacientes**					
	O grupo principal		**O grupo de controlo**		**Total**	
	n	**%**	**N**	**%**	**n**	**%**
Chama	56	39,0	25	17,4	81	56,4
Líquidos quentes	11	7,8	9	6,2	20	14,0
Queimadura de contacto	11	7,8	11	7,8	22	15,6
Queimadura química	9	6,2	11	7,8	20	14,0
Total	87	60,8	56	39,2	143	100,0

Os doentes foram admitidos no serviço para cirurgia reconstrutiva num período de 5 meses a 40 anos após a lesão (Tabela 2.3). 96 (67,1%) doentes foram admitidos para cirurgia reconstrutiva tardiamente, 4 anos ou mais após a lesão por queimadura.

A admissão tardia dos doentes explica-se pelo conhecimento insuficiente, por vezes por parte dos médicos, das possibilidades da cirurgia reconstrutiva e plástica para eliminar defeitos e deformações, bem como pela falta de especialistas neste domínio (combustiologistas) no terreno.

Para além do início tardio do tratamento, da gravidade anatómica das lesões, das complicações associadas a erros tácticos e dificuldades de tratamento, da escolha inadequada do método cirúrgico, a razão dos maus resultados foi também a falta de acompanhamento.

Tabela 2.3.

O tempo decorrido entre o momento da lesão e a admissão dos doentes no hospital

Prazos	O grupo principal		O grupo de controlo		Total	
	n	%	N	%	n	%
Até 1 ano	9	6,3	6	4,2	15	10,5
1-3 anos	24	16,8	8	5,6	32	22,3
4-6 anos	14	9,8	17	11,9	31	21,7
7 - 10 anos	14	9,8	7	4,9	21	14,7
Mais de 10 anos	26	18,1	18	12,6	44	30,8
Total	87	60,8	56	39,2	143	100

Assim, foi organizado o registo de todos os doentes que sofreram queimaduras. Decidiu-se que as crianças submetidas a tratamento cirúrgico de defeitos e deformações seriam acompanhadas durante todo o período de crescimento, uma vez que, devido ao atraso do enxerto transplantado ou do tecido cicatricial, existem limitações de função e a necessidade de operações repetidas. O tratamento cirúrgico foi efectuado 8-12 meses após a restauração da pele. Este período é necessário para o restabelecimento da função dos órgãos e sistemas afectados pela doença da queimadura, bem como para a maturação das cicatrizes. As excepções são a contratura e a anquilose. Estas foram eliminadas numa data anterior.

31 (21,7%) dos 143 pacientes haviam sido submetidos anteriormente a uma ou mais cirurgias plásticas com posterior recidiva da doença, e apenas 8 (5,6%) pacientes foram tratados conservadoramente. Os doentes internados para tratamento cirúrgico até 2 anos após terem sofrido queimaduras foram submetidos a um tratamento conservador de acordo com o método por nós desenvolvido (pirogenoterapia, terapia magnética, banhos de sulfureto de hidrogénio nas condições do sanatório de Chimien na região de Ferghana, iontoforese, ultra-sons com contractubex, dermatoses, bem como luvas de compressão.

A frequência e a localização das deformidades cicatriciais do pé são apresentadas na Tabela 2.4.

Tabela 2.4.

Localização das lesões cicatriciais dos tecidos moles do pé.

№	Localização da lesão	Número de observações					
		O grupo principal		O grupo de controlo		Total	
		n	%	n	%	N	%
II	Contratura total dos extensores dos dedos	52	59,8	34	60,7	86	60,1
III	Cicatrização da superfície posterior	35	40,2	22	39,3	57	39,9
Total		87	87	100	56	100	143

Tabela 2.5.

Métodos de tratamento cirúrgico das deformações e contracturas do pé pós-queimadura.

№	Operação de nomeação	Número de observações					
		O grupo principal		**O grupo de controlo**		**Total**	
		n	**%**	**n**	**%**	**N**	**%**
1	Dermotensão aguda	-	-	12	21,4	12	8,4
2	Plástico com tecidos locais	-	-	17	30,4	17	11,9
3	Cirurgia plástica da pele gratuita	-	-	13	23,2	13	9,1
4	Pele de plástico de camada completa	41	47,2	-	-	41	28,7
6	Aba trapezoidal de plástico	-	-	14	25	14	9,8
7	Plástico com aba dupla	9	10,3	-	-	9	6,3
8	Eliminação simultânea do dorso do pé	27	31,0	-	-	27	18,8
9	Cirurgia plástica com um retalho fascial de pele	10	11,5	-	-	10	7,0
Total		**87**	**60,8**	**56**	**39,2**	**143**	**100**

A escolha da cirurgia dependia da localização da lesão, das caraterísticas anatómicas do local e da prevalência de cicatrizes, da presença de pele não danificada nas áreas adjacentes, bem como da profundidade e extensão dos defeitos dos tecidos moles.

2.2 Métodos de investigação

O âmbito do exame pré-operatório dos doentes incluiu: a) um esquema geralmente aceite de exame pré-operatório; b) a realização de caraterização clínica e avaliação das cicatrizes pela cor, espessura, deslocamento, densidade, a capacidade de as levar para uma dobra para determinar as indicações para a cirurgia, as suas fases; c) localização e prevalência de cicatrizes, profundidade e danos nos tecidos subjacentes, a presença de pele intacta de áreas adjacentes, tamanho e profundidade dos defeitos dos tecidos moles, especialmente em doentes com lesões pós-operatórias do pé.

Os resultados imediatos e a longo prazo do tratamento cirúrgico foram estudados no período de 6 meses a 2 anos em 139 (97,2%) de 143 doentes. Foram avaliados os resultados do tratamento das deformidades da cicatriz pós-queimadura e dos defeitos dos tecidos moles no grupo principal em 85 (59,4%) e no grupo de controlo em 54 (37,8%) de 139 doentes.

O efeito cosmético dos vários métodos de cirurgia plástica utilizados no nosso trabalho foi avaliado pelo tipo de tecidos transplantados e deslocados: a sua cor, elasticidade, relevo da superfície, área e natureza das cicatrizes remanescentes.

Nos doentes, o estado da microcirculação nos tecidos mistos e transplantados foi estudado através da determinação da tensão de oxigénio nos mesmos com o aparelho TSM-3/20/200 da Radiometer, Dinamarca.

Todos os doentes foram fotografados antes e depois da cirurgia, bem como no período de longo prazo.

O efeito funcional foi avaliado pelo grau de recuperação da função da área operada.

Considerou-se **um bom resultado cosmético e funcional** quando as deformações cicatriciais e as contraturas do pé foram completamente eliminadas, a presença de uma fina camada de tecido subcutâneo sob o transplante, os tecidos deslocados ou transplantados são móveis, elásticos, alisando as dobras cutâneas existentes, irregularidades são observadas, a sua cor não difere da cor dos tecidos circundantes e a sensibilidade é preservada. A função foi totalmente restabelecida.

Foi considerado **um resultado estético e funcional satisfatório** quando as contraturas e deformidades do pé foram parcialmente eliminadas, o enxerto estava enrugado, a sua área foi reduzida para metade, as pregas cutâneas estavam inactivas, havia rugas pronunciadas, irregularidades, restauração incompleta da elasticidade e sensibilidade. A função foi parcialmente restabelecida.

Efeito cosmético e funcional insatisfatório - quando os tecidos deslocados e os enxertos apresentavam saliências densas na pele, nota-se o seu enrugamento, dobras onduladas pronunciadas, imobilidade, descoloração do enxerto e uma cicatriz rugosa. A função de paragem não foi restaurada.

2.3. Tratamento estatístico do material recebido

Para a análise preliminar da informação recebida, foram utilizados módulos que fornecem uma avaliação dos parâmetros estatísticos e da forma de distribuição de cada indicador. A fiabilidade das diferenças entre as categorias hipotéticas de objectos selecionadas foi avaliada por qualquer parâmetro, utilizando os métodos de estatística paramétrica e não paramétrica - teste t de Student. As diferenças foram consideradas significativas com um valor de $p<0,05$. Para o registo e cálculo do material estatístico foi utilizado o pacote de programas informáticos aplicados MSExcelU.8169.82173 TMSP3 (MicrosoftCompany).

CAPÍTULO III.

TRATAMENTO CIRÚRGICO DAS DEFORMAÇÕES CICATRICIAIS DO PÉ

(Por métodos tradicionais)

Foram operados 143 doentes com deformações do pé pós-queimadura. 86 (60,1%) doentes apresentavam contracturas extensoras cicatriciais dos dedos, 57 (39,9%) doentes apresentavam deformidade cicatricial do dorso do pé e acreção dos espaços interdigitais.

3.1. Eliminação das contracturas de flexão cicatricial dos dedos

Dependendo da gravidade da contratura e da prevalência de cicatrizes na superfície flexora dos dedos, optámos por vários métodos de cirurgia plástica.

Tendo em conta os aspectos negativos da Z-plastia tradicional, desenvolvemos um método para eliminar a contratura em flexão do pé. Consiste em combinar a cirurgia plástica com retalhos rectangulares ou duplos na zona articular com enxertos de pele livres nas restantes feridas.

O procedimento da operação é o seguinte: efectuamos uma incisão longitudinal ao longo da crista da prega cicatricial até 2 cm de comprimento. Através de incisões perpendiculares aos lados da articulação, foram cortados um ou dois pares de retalhos contra-retangulares, evitando danificar os vasos sanguíneos. Os retalhos incluem as folhas da prega e toda a pele das superfícies laterais do dedo. A mobilização do retalho continua até que, durante a tração, o excesso de pele do dorso do dedo se desloque para trás do mesmo. Os cantos agudos dos retalhos são arredondados. Com as extremidades livres, os retalhos foram movidos um em direção ao outro e cosidos entre si, tocando-se nos lados. Foram operados 9 doentes (13 dedos). A ferida restante foi fechada com pele dividida.

No processo de mobilização dos dedos, os tendões ficam expostos em alguns casos. Nestes casos, é impraticável o transplante de retalhos livres de pele dividida para os tendões expostos das superfícies internas. Em 5 doentes, estas áreas críticas foram fechadas movendo os retalhos cutâneo-subcutâneos da superfície lateral ou posterior dos dedos com a substituição do local doador por pele dermatómica dividida.

A excisão incompleta das cicatrizes da superfície interna leva à recorrência da contratura.

Com este método, a contratura cicatricial em flexão é completamente eliminada e, no pós-operatório, não há necessidade de imobilização especial dos dedos numa posição não dobrada. A longo prazo, não se observou necrose dos retalhos rectangulares que se seguiram, nem cicatrização dos mesmos.

3.2. Eliminação da sindactilia pós-queimadura

A sindactilia ocorre mais frequentemente após queimaduras da superfície posterior do pé e menos frequentemente - interna. Representam uma membrana cicatricial e espalham-se dentro das falanges principais, atingem menos frequentemente as falanges médias, limitam a diluição dos dedos. Com a forma interna da prega incisiva ou com a forma dorsal, existe uma pele não afetada na profundidade sob ela.

Para eliminar a sindactilia pós-queimadura, vários autores propuseram muitas opções de cirurgia plástica. Após a eliminação da sindactilia cicatricial por autodermoplastia livre, o resultado imediato da operação é geralmente bom, no entanto, a longo prazo, a pele transplantada encolhe frequentemente, o que leva a uma recorrência da contratura.

Se a prega cicatricial for pequena, a correção da sindactilia pode ser realizada através da Z-plastia. No entanto, em condições de cicatrizes pronunciadas, tecidos sedentários e pouco vascularizados, não é possível efetuar a Z-plastia.

A cirurgia plástica com tecidos locais retirados da superfície lateral e não queimada dos dedos tem possibilidades muito limitadas em condições de lesões cicatriciais.

Ao plastificar com retalhos em forma de U segundo Parin, é quase sempre necessária uma autodermoplastia adicional da zona dadora.

Para uma utilização eficaz dos tecidos locais em 9 doentes, realizámos uma cirurgia plástica com retalhos de "dupla corcunda" na perna.

De acordo com alguns autores [36], a cirurgia reconstrutiva do pé deve ser efectuada imediatamente após a cicatrização das feridas de queimaduras ou 1-3 meses após a sua epitelização.

Acreditamos que a intervenção cirúrgica precoce se justifica em doentes com deformidades graves com presença de subluxações e aumento das alterações cutâneas e articulares, onde o atraso na cirurgia pode levar a alterações orgânicas e funcionais secundárias irreversíveis. A cirurgia reconstrutiva da infusão deve ser efectuada após a maturação e desenvolvimento inverso das cicatrizes, 1-1,5 anos após a cicatrização das feridas de queimadura. Durante este período, consegue-se uma boa deslocação da cicatriz, a sua vascularização, densidade e espessura diminuem. Isto é facilitado por um tratamento conservador abrangente, incluindo pirogenoterapia, fisioterapia e balneoterapia em condições de fontes de sulfureto de hidrogénio.

As observações mostraram que, à medida que as cicatrizes amadurecem, se forma uma camada intermédia entre elas e o tecido adiposo subcutâneo. Este último determina a deslocação e é visível durante a cirurgia sob a forma de pontes de tecido conjuntivo que ligam a cicatriz à gordura subcutânea. As cicatrizes recentes estão diretamente ligadas ao tecido adiposo por uma densa rede de vasos sanguíneos, pelo que é impossível remover a cicatriz sem a danificar e ao tecido adiposo. A excisão destas cicatrizes é acompanhada por uma hemorragia grave e intratável. Nas cicatrizes frescas, especialmente na camada intermédia, o número de vasos sanguíneos diminui drasticamente e o pequeno número de capilares remanescentes dá uma hemorragia escassa, que pára rapidamente. Após o transplante de pele para uma superfície cicatricial insuficientemente removida e com hemorragia, os enxertos encolhem ou podem formar-se hematomas, levando à morte do enxerto, o que reduz significativamente o efeito da operação.

Realizámos a operação sem torniquete e com um uso mínimo de eletrocoagulação.

Quando as cicatrizes são excisadas ao longo da camada intermédia, ocorre apenas uma hemorragia fraca, que é interrompida por compressão. Quando isto não é suficiente, os vasos individuais são cuidadosamente coagulados. Após a excisão radical da cicatriz com o objetivo de hemostase, colocamos uma ligadura apertada no pé durante a recolha do enxerto. A administração intravenosa intra-operatória de solução de ácido aminocapróico a 5% (100-200 ml) ajuda a obter uma boa hemostase. O enxerto de enxerto sem complicações ocorre quando a superfície da ferida está seca no momento do transplante. Utilizando as medidas acima referidas, em quase todos os casos conseguimos obter uma paragem completa e fiável da hemorragia.

Alguns autores acreditam que o enxerto de transplantes de pele livre se processa melhor se a ferida for fechada não imediatamente, mas 1-2 dias após a remoção da cicatriz, ou seja, quando ocorre uma hemostase fiável [103].

Na nossa opinião, estas tácticas complicam a operação e exigem uma cirurgia plástica em duas fases, o que não é indiferente para o doente.

A técnica de cirurgia para a forma posterior de sindactilia. Antes da operação, as linhas de incisão nas superfícies dorsal e palmar do pé foram marcadas com azul de metileno. Ao longo da crista da prega cicatricial, as suas folhas foram divididas por uma incisão em parte posterior (cicatrizada) e interior (sã).

Foi efectuada uma incisão perpendicular à primeira incisão na face dorsal do pé para dissecar a folha cicatricial ao nível das cabeças dos ossos metacarpianos. A incisão foi terminada em forma de âncora. Foi cortado um retalho duplo de pele e gordura da folha interna não afetada. Ao mesmo tempo, é importante preservar os vasos que alimentam o retalho. A largura da extremidade livre do retalho é de 6-7 mm. O retalho inclui a pele da fossa interdigital e as superfícies laterais das falanges proximais. A base do retalho é a superfície palmar do pé. O espaço interdigital foi aprofundado de forma estúpida e acentuada e foram dissecadas pontes cicatriciais separadas. Com a ajuda de um retalho cortado, foi formada uma comissura interdigital e a sua extremidade livre foi ligada ao ângulo da ferida no dorso do pé com três pontos separados e vários pontos nos lados do retalho. Com uma quantidade suficiente de pele no dedo, os bordos da ferida podem ser cosidos ao longo do comprimento da falange proximal até entrarem em contacto com os bordos do retalho de duas bossas. As feridas podem ser fechadas cortando retalhos da superfície lateral das falanges proximais, rodando-os até à base do retalho de dupla corcova. As feridas dos dadores podem ser suturadas. Foram operados 11 doentes (16 dedos com sindactilia).

Nem sempre é possível efetuar a cirurgia plástica dos espaços interdigitais em sindactilia grave com lesões cicatriciais grosseiras da fossa interdigital, das superfícies laterais e da parte posterior das falanges principais, bem como na presença de cicatrizes hipertróficas grosseiras ou quelóides no dorso do pé apenas com tecidos locais. Nestes casos, foi efectuada uma cirurgia plástica combinada em 6 doentes - os espaços interdigitais foram formados com um retalho de dupla corcunda e as restantes feridas foram fechadas com pele livre dividida com 0,4 mm de espessura.

A técnica de cirurgia para a forma palmar da sindactilia. Esta forma de sindactilia forma-se após queimaduras profundas da superfície palmar do pé. Para as eliminar, foram também utilizados retalhos duplos, cortados a partir do espaço interdigital e da folha posterior não afetada da prega cicatricial que sobressai da palma da mão.

A folha dorsal foi separada da folha palmar por uma incisão ao longo da crista da prega. A última incisão perpendicular foi dissecada. A extremidade da incisão tinha a forma de uma âncora. De acordo com o tamanho e a forma da ferida na palma da mão, foi cortado um retalho de duas bossas da folha do dorso e a sua extremidade foi fixada ao canto da ferida na palma da mão com três pontos. As feridas nos lados do retalho foram fechadas com a deslocação de tecidos locais ou com enxertos de pele dividida. 14 doentes (18 com sindactilia) foram operados com este método).

3.3. Eliminação simultânea da deformação da face dorsal do pé e da sindactilia

A estrutura e a função anatómicas complexas, a variedade de alterações em desenvolvimento sob a forma de deformidade cicatricial da superfície posterior do pé, complicada por contraturas extensoras das articulações combinadas com sindactilia cicatricial, dificultam a reabilitação destes doentes do ponto de vista da cirurgia reconstrutiva. As queimaduras profundas do dorso do pé provocam deformações graves, contraturas extensoras das articulações e sindactilia do dorso. Esta é a razão dos resultados insatisfatórios do tratamento. Após os métodos tradicionais de tratamento cirúrgico, regista-se um número significativo de recidivas.

Técnica cirúrgica: As cicatrizes da articulação, do dorso do pé e dos dedos foram excisadas radicalmente, estritamente ao longo da camada intermédia. Durante a excisão, é importante não danificar a rede venosa dorsal. Em alternativa, cada dedo do pé foi fixado à superfície plantar do pé numa posição de hipercorreção. Foram cortados retalhos de gordura cutânea de duas bossas na folha posterior não afetada da prega interdigital. A base dos retalhos é de 1-1,5 cm e a extremidade distal é de 0,6-0,8 cm. As extremidades livres dos retalhos foram fixadas com três suturas no recesso entre as cabeças dos ossos metacarpianos, formando comissuras interdigitais.

Com o auxílio de um bisturi, foram retirados enxertos de pele em camadas largas da face anterior do terço superior da coxa e a ferida foi fechada a partir da articulação do punho. Na zona dos retalhos de dupla corcova e entre eles, os enxertos foram suturados com pontos nodulares e contínuos atraumáticos N 3-0; 4-0. A ferida do dador foi suturada com suturas nodulares após mobilização dos tecidos.

O primeiro penso foi efectuado 3-5 dias após a operação. Ao mesmo tempo, os hematomas presentes nalgumas áreas sob os enxertos foram libertados através de pequenas incisões por cima dos mesmos.

Os enxertos de pele de camada completa e larga com retalhos de duas bossas enraízam-se bem. A longo prazo, os enxertos adquirem o aspeto de uma pele normal, tornam-se elásticos, macios, facilmente dobráveis e permitem movimentos normais nas articulações da mão. Em casos raros, os enxertos adquirem uma cor mais escura do que a pele circundante. Para evitar o crescimento de cicatrizes na zona da linha de sutura, foi prescrito um curso de ultra-sons com contractubex, balneoterapia em condições de fontes de sulfureto de hidrogénio no sanatório Chimion da região de Ferghana.

Com a restauração simultânea da superfície cicatrizada do dorso do pé, o mais eficaz é a cirurgia plástica do dorso do pé com um auto-enxerto largo de camada completa, após a restauração preliminar das comissuras interdigitais com retalhos de dupla corcova. Ao contrário dos retalhos trapezoidais e triangulares, as extremidades distais dos retalhos de dupla corcova não necrosam e a sua área aumenta com o tempo.

CAPÍTULO IV

. DESENVOLVIMENTO DE MÉTODOS CIRÚRGICOS PARA O TRATAMENTO DAS DEFORMAÇÕES CICATRICIAIS DO PÉ

Dependendo da gravidade da contratura cicatricial, da sindactilia e da prevalência de cicatrizes na parte de trás do pé, foram realizados vários métodos de cirurgia.

4.1. Desenvolvimento de um método de tratamento cirúrgico para as contracturas de flexão cicatricial dos dedos

Com um grau ligeiro de contratura em flexão dos dedos, quando a cicatrização de uma prega pouco pronunciada se limita à zona da articulação interfalângica proximal e das falanges adjacentes, é cortado um par de retalhos opostos de duas bossas. É efectuada uma incisão longitudinal ao longo da crista da prega com um comprimento de 10-12 mm. São cortados 2 retalhos de dupla corcova com incisões perpendiculares nos lados da articulação, evitando danificar os vasos sanguíneos. Os retalhos incluem as folhas das pregas e toda a pele das superfícies laterais dos dedos. A mobilização do retalho continua até que, durante a tração, o excesso de pele do dorso da articulação interfalângica proximal se desloque para a face lateral do dedo. Os retalhos são movidos um em direção ao outro com as extremidades livres e cosidos lateralmente com duas ou três costuras, sem tensão. A ferida remanescente, geralmente localizada proximalmente aos retalhos cosidos, é fechada com um auto-enxerto livre de camada completa. 9 doentes (23 dedos) foram operados.

Com um grau médio de contratura de flexão dos dedos, quando uma cicatriz com uma dobra bem definida se estende sobre duas articulações interfalângicas, pode haver 2 opções para cortar retalhos. Se houver um ligeiro excesso de tecido sobre a falange média em largura, são cortados apenas 2 pares de retalhos opostos de dupla corcova na projeção das articulações interfalângicas.

Depois de mobilizar os retalhos ao longo das superfícies laterais das articulações com a inclusão do excesso de pele na sua superfície posterior, são movidos um em direção ao outro e cosidos com os lados em contacto. Como resultado da inclusão do excesso de pele na parte de trás das articulações nos retalhos, estes tornam-se mais compridos e, por conseguinte, vão para o lado oposto do dedo, o que aumenta significativamente a sua área útil. Os retalhos médios de dupla corcova são mobilizados apenas na largura da prega e não são separados das superfícies laterais do dedo. São mais curtos em comprimento do que os supra-articulares, uma vez que são constituídos apenas por tecidos pregueados. Com a ajuda de auto-enxertos de camada completa, fecham-se pequenas feridas nos lados dos retalhos.

4 .2. Desenvolvimento de uma eliminação simultânea das deformações do dorso superfície dos pés e sindactilia com um auto-enxerto de pele de camada completa

Efectuámos a reconstrução simultânea da deformidade da face posterior do pé e da sindactilia em 27 doentes (48 sindactilias).

Radicalmente, estritamente ao longo da camada intermédia, foram excisadas cicatrizes da articulação, do dorso do pé e dos dedos. Durante a excisão, é importante não danificar a rede venosa dorsal. Em alternativa, cada dedo do pé foi fixado à superfície plantar do pé numa posição de hipercorreção. Foram cortados retalhos de gordura cutânea de duas bossas na folha posterior não afetada da prega interdigital. A base dos retalhos é de 1-1,5 cm e a extremidade distal é de 0,6-0,8 cm. As extremidades livres dos retalhos foram fixadas com três suturas no recesso entre as cabeças dos ossos metacarpianos, formando comissuras interdigitais. Fig. 4.2.1- 4.2.4.

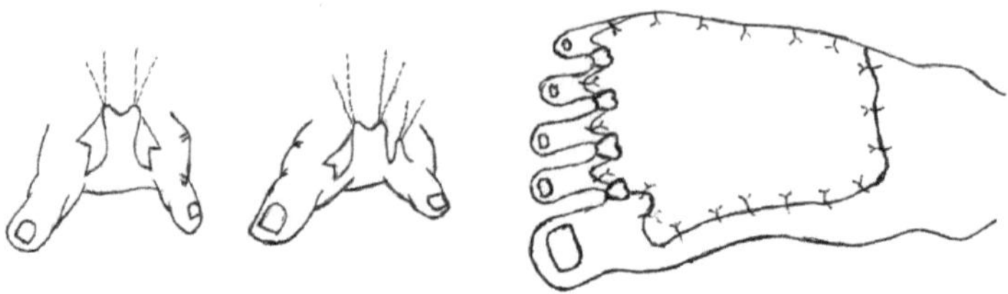

Pic. 4.2.1. Após a eliminação simultânea da cicatrização da superfície posterior dos pés e da forma posterior da sindactilia com retalhos de dupla corcova, é transplantado um auto-enxerto de pele de camada completa para a superfície posterior do pé (esquema).

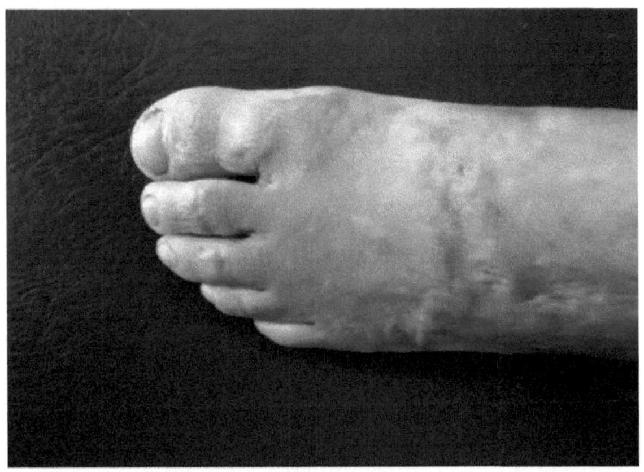

Pic. 4.2.2. A cicatrização da superfície posterior dos pés foi eliminada com um auto-enxerto de pele de camada completa (o resultado mais próximo da cirurgia plástica).

Com o auxílio de um bisturi, foram retirados enxertos de pele largos e de camada completa da face anterior do terço superior da coxa e a ferida foi fechada. Na zona dos retalhos de dupla corcova e entre eles, os enxertos foram suturados com pontos nodulares e contínuos atraumáticos N 3-0; 4-0. A ferida do dador foi suturada com pontos nodulares após mobilização dos tecidos.

O primeiro penso foi efectuado 3-5 dias após a operação. Ao mesmo tempo, os hematomas presentes em algumas áreas sob os enxertos foram libertados através de pequenos entalhes acima deles.

Os enxertos de pele de camada completa e larga com retalhos de duas bossas enraízam-se bem. A longo prazo, os enxertos adquirem o aspeto de uma pele normal, tornam-se elásticos, macios, facilmente dobráveis e permitem movimentos normais nas articulações da mão. Em casos raros, os enxertos adquirem uma cor mais escura do que a pele circundante. Para evitar o crescimento de cicatrizes na zona da linha de sutura, foi prescrito um curso de ultra-sons com contractubex, balneoterapia em condições de fontes de sulfureto de hidrogénio no sanatório Chimion da região de Ferghana.

4.3. Eliminação das contracturas dos extensores dos dedos dos pés

Dependendo da gravidade da contratura e da prevalência de cicatrizes na superfície extensora dos dedos, optámos por vários métodos de cirurgia plástica. Quando a cicatriz na superfície palmar dos dedos se estendia ao comprimento de um dos seus segmentos, 6 doentes (1-5 dedos) foram submetidos a uma Z-plastia clássica.

A essência do método é a seguinte: a partir dos pontos finais de uma incisão direta feita sobre os fios da cicatriz no mesmo ângulo de 60o, foi realizada uma incisão do mesmo comprimento.

De uma forma brusca e cortante, os bordos da pele, juntamente com as cicatrizes, foram mobilizados para os lados, se possível, tentando não danificar os vasos do dedo, que passam ao longo dos seus lados, mais perto da superfície posterior. De seguida, após a troca dos retalhos triangulares recebidos, estes foram cosidos. Neste caso, a direção da linha reta inicial muda e o seu comprimento aumenta (Fig. 4.3.1-4.3.2).

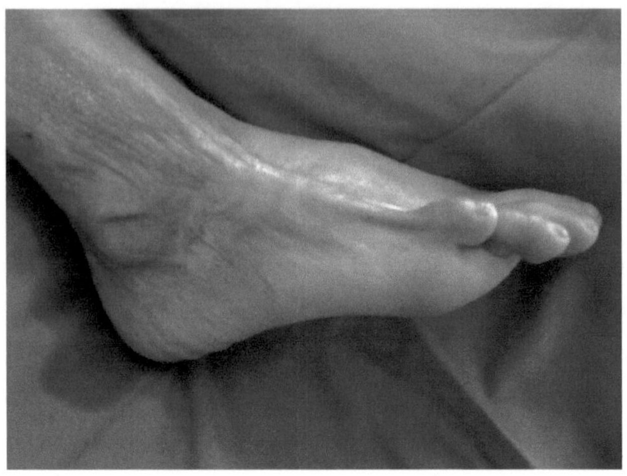

Figura 4.3.1. Contratura extensora cicatricial dos dedos dos pés.

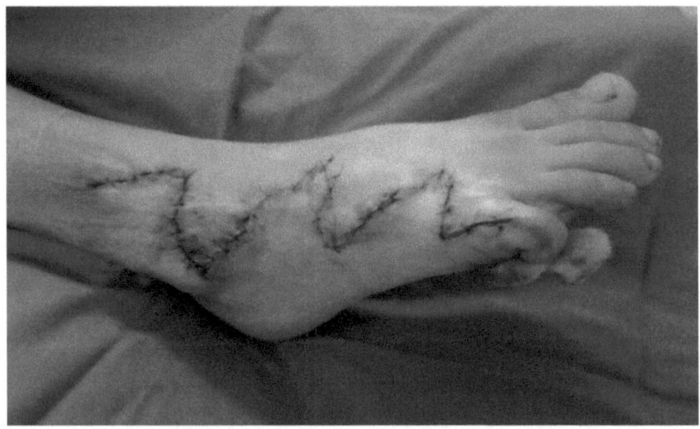

4.3.2. As contracturas extensoras cicatriciais dos dedos eliminaram a zetaplastia clássica

Estes esquemas de cirurgia plástica com retalhos triangulares nos dedos nem sempre são exequíveis. No decorrer das observações, identificámos alguns aspectos negativos da Z-plastia em doentes com contracturas extensoras dos dedos pós-queimadura. Os retalhos triangulares recortados nos lados da cicatriz não têm mobilidade suficiente, as suas extremidades pontiagudas são cicatrizadas e muitas vezes necrosam ou transformam-se em cicatriz devido ao crescimento excessivo.

As superfícies laterais dos dedos não são suficientemente libertadas das contracções, pelo que o grau necessário de contratura é frequentemente preservado.

Para além disso, o excesso de pele existente na parte de trás do dedo não é utilizado. Com a utilização em série da Z-plastia, toda a superfície extensora dos dedos se transforma numa cicatriz sólida, o que leva ao desenvolvimento de uma recorrência da contratura extensora com o crescimento do dedo.

Tendo em conta os aspectos negativos da Z-plastia tradicional, desenvolvemos uma forma de eliminar a contratura extensora do pé. Consiste em combinar a cirurgia plástica com retalhos rectangulares ou duplos na zona da articulação com enxertos de pele livres nas restantes feridas.

O procedimento da operação é o seguinte: efectuamos uma incisão longitudinal ao longo da crista da prega cicatricial até 2 cm de comprimento. Através de incisões perpendiculares aos lados da articulação, foram cortados um ou dois pares de retalhos contra-retangulares, evitando danificar os vasos sanguíneos. Os retalhos incluem as folhas da prega e toda a pele das superfícies laterais do dedo. A mobilização do retalho continua até que, durante a tração, o excesso de pele do dorso do dedo se desloque para trás do mesmo. Os cantos agudos dos retalhos são arredondados. Com as suas extremidades livres, foram movidos um em direção ao outro e cosidos entre si, tocando-se nos lados (Fig. 4.3.3).

Com este método, a contratura cicatricial em flexão é completamente eliminada e, no pós-operatório, não há necessidade de imobilização especial dos dedos em posição não flectida. A longo prazo, não se observou necrose dos retalhos rectangulares que se seguiram, nem cicatrização dos mesmos.

4.4. Resultados do tratamento cirúrgico das deformações cicatriciais do pé

Os resultados a longo prazo foram estudados em 139 (97,2%) dos 143 pacientes. Foram obtidos bons resultados funcionais e estéticos em 133 (93,0%)

pacientes. Foram obtidos resultados satisfatórios em 8 (5,6%) pacientes. 2 (1,4%) pacientes apresentaram resultados insatisfatórios.

As contracturas das cicatrizes dos extensores foram completamente eliminadas em 82 doentes (1-5 dedos). 2 (1,4%) doentes (5 dedos) tiveram contratura parcial devido a alterações intra-articulares e 2 (1,4%) doentes (4 dedos) tiveram necrose parcial dos retalhos trapezoidais.

Em 19 doentes (49 dedos), o resultado foi registado após 1 ano ou mais. Não há recorrência da contratura em nenhum caso.

Após a eliminação simultânea da deformação da face posterior da mesa e da sindactilia, apenas um (0,7%) paciente apresentou, no pós-operatório, necrose focal do enxerto devido à formação de hematoma sob o mesmo. Em nenhuma das observações foi observada necrose dos retalhos de dupla corcova e recidiva da sindactilia.

Após a transferência do retalho fascial cutâneo para o dorso do pé e a formação de uma haste redonda a partir da sua parte proximal, devido a uma forte tensão, um doente desenvolveu necrose da epiderme, bolhas subdérmicas, hemorragia no retalho, especialmente na sua parte distal. Na área de necrose superficial da pele, surgiram despigmentação e cicatrização da pele. Ao mesmo tempo, as camadas profundas da pele e o tecido subcutâneo permaneceram viáveis. Posteriormente, conseguimos evitar estas complicações com a ajuda de suturas. Assim, os métodos descritos de reconstrução das deformidades pós-queimadura do pé são introduzidos na prática diária da separação e são operações de eleição.

Resumo. Para eliminar as contracturas de flexão dos dedos dos pés após queimaduras, é necessário utilizar o mais eficazmente possível a pele cicatrizada no dorso e nas superfícies laterais dos dedos. Podem ser cortados retalhos rectangulares ou de duas bossas e, com a sua ajuda, podem ser eliminadas as contraturas. Na falta de tecidos adjacentes, as dobras articulares são formadas por retalhos, as restantes feridas são fechadas com autodermoenxertos livres. Com a restauração simultânea da superfície dorsal cicatrizada do pé, um enxerto de pele de camada completa não perfurada e larga é o mais eficaz após a restauração preliminar das comissuras interdigitais com retalhos de duas bossas.

Ao contrário dos retalhos trapezoidais e triangulares, as extremidades distais dos retalhos de dupla corcova não necrosam e a sua área aumenta com o tempo. Para a cirurgia plástica de lesões cicatriciais profundas do dorso do pé, podemos utilizar com sucesso o método de cirurgia plástica acelerada com um retalho fascial cutâneo inguinal, que melhorámos. Posteriormente, se necessário, pode ser efectuada uma plastia tendinosa dos extensores. Os métodos propostos de cirurgia plástica do pé em 93,0% dos pacientes obtiveram bons resultados.

CONCLUSÃO

A relevância do problema. Nas queimaduras extensas, que ocupam mais de 30% da superfície corporal, há sempre queimaduras nos pés [2,29].

As queimaduras nos pés representam 5,1-6,5% das lesões. As deformações do pé após as queimaduras ocorrem em 40-50% dos doentes e em 22,5% dos casos causam incapacidade. Por isso, um dos problemas mais urgentes e difíceis da reabilitação dos queimados é a restauração da função do pé [2,3,18,27,42,72,73,115].

A estrutura e função anatómicas complexas, a variedade de alterações em desenvolvimento sob a forma de contraturas de flexão dos dedos, danos no aparelho extensor do tendão, bem como cicatrizes na superfície posterior do pé, complicadas por contraturas de flexão das articulações, combinadas com sindactilia cicatricial, são a causa de resultados de tratamento insatisfatórios. Após os métodos tradicionais de tratamento cirúrgico, regista-se um número significativo de recidivas [22,38,44,87].

Até à data, questões como o momento da intervenção cirúrgica para as deformidades pós-queimadura do pé, o seu volume, a espessura ideal dos enxertos de pele transplantados; a eliminação simultânea de múltiplas lesões, bem como as caraterísticas da cirurgia no dorso do pé na presença de contratura em flexão dos dedos, cicatriz ou tendão. [30,62,43,57]

No contexto do progresso geral no tratamento de queimaduras nos pés, existe um claro atraso na investigação científica relativa à reabilitação de doentes com consequências de queimaduras nos pés (107, 207, 441).

Tendo em conta o que precede, o desenvolvimento desta problemática determinou os seguintes objectivos e metas do estudo.

O objetivo do estudo. Melhorar os resultados do tratamento cirúrgico de pacientes com as consequências de queimaduras nos pés, desenvolvendo novos métodos de cirurgia e melhorando os já existentes.

Para atingir este objetivo, identificámos as seguintes **tarefas:**

• Desenvolver métodos eficazes de tratamento cirúrgico das cicatrizes e das contracturas de flexão dos dedos dos pés.

• Fundamentação anatómica de um método eficaz de tratamento cirúrgico da sindactilia cicatricial dos dedos.

• Desenvolver métodos eficazes de tratamento cirúrgico das deformações cicatriciais da superfície dorsal do pé.

• Estudar os resultados dos vários métodos de tratamento cirúrgico das deformações cicatriciais do pé, desenvolver um algoritmo para o tratamento cirúrgico e dar recomendações sobre a sua utilização.

Novidade científica da investigação:

• Foram desenvolvidos e introduzidos na prática clínica novos métodos de tratamento cirúrgico das contraturas cicatriciais do pé, baseados na utilização de métodos combinados de cirurgia plástica, bem como foram melhorados os métodos cirúrgicos para o tratamento das deformações cicatriciais do pé.

• Foram desenvolvidos e introduzidos na prática clínica novos métodos de tratamento cirúrgico: eliminação simultânea da cicatrização da superfície dorsal do pé e da sindactilia através de enxertos de pele de camada completa.

• Com base nos princípios e métodos desenvolvidos para o tratamento das deformações do pé pós-queimadura, propõe-se um algoritmo e recomendações práticas.

O trabalho baseia-se nos resultados do tratamento cirúrgico de 143 doentes com idades compreendidas entre 1 e 54 anos, dos quais 44 (30,8%) eram do sexo masculino e 99 (69,2%) do sexo feminino. As crianças com idade inferior a 14 anos representavam 40,1% e os doentes em idade ativa 59,9%.

O trabalho resume a experiência do tratamento cirúrgico das deformidades cicatriciais e contracturas do pé após queimaduras. Os principais factores de lesão foram os líquidos quentes e as queimaduras de contacto (74%). Os doentes foram admitidos no serviço em diferentes alturas - de 5 meses a 40 anos após a cicatrização das feridas de queimadura. 31 (21,7%) dos 143 doentes tinham sido previamente submetidos a uma ou mais cirurgias plásticas com subsequente recidiva da doença, e apenas 8 (5,6%) doentes foram tratados de forma conservadora. Os doentes internados para tratamento cirúrgico até 2 anos após terem sofrido queimaduras foram submetidos a um curso de terapia conservadora de acordo com o método por nós desenvolvido (pirogenoterapia, terapia magnética, banhos de sulfureto de hidrogénio nas condições do sanatório Chimien na região de Ferghana, iontoforese, ultra-sons com contractubex, dermática, bem como luvas de compressão.

O trabalho dedica-se principalmente ao tratamento cirúrgico das consequências das queimaduras, pelo que a principal atenção é dada ao desenvolvimento e implementação de novos métodos de tratamento cirúrgico das deformações e contracturas cicatriciais pós-queimadura.

Para além do início tardio do tratamento, da gravidade anatómica das lesões, das complicações associadas a erros tácticos e dificuldades no tratamento, da escolha inadequada do método cirúrgico, a razão para os maus resultados foi também a falta de supervisão dispensária das crianças após a remoção cirúrgica das contraturas.

Todos os doentes foram operados utilizando os métodos desenvolvidos. A escolha da cirurgia dependeu da localização da lesão, das caraterísticas anatómicas do local e da prevalência de cicatrizes, da presença de pele não afetada nas áreas adjacentes, bem como da profundidade e extensão dos defeitos dos tecidos moles.

DESENVOLVIMENTO DE MÉTODOS CIRÚRGICOS PARA O TRATAMENTO DAS DEFORMAÇÕES CICATRICIAIS DO PÉ

Dependendo da gravidade da contratura cicatricial, da sindactilia e da prevalência de cicatrizes no dorso do pé, foram realizados vários métodos de cirurgia.

1. Desenvolvimento de um método de tratamento cirúrgico para as contracturas de flexão cicatricial dos dedos.

No caso de um grau ligeiro de contratura em flexão dos dedos, quando a cicatrização de uma prega pouco pronunciada se limita à zona da articulação interfalângica proximal e das falanges adjacentes, é cortado um par de retalhos opostos de duas bossas. É efectuada uma incisão longitudinal ao longo da crista da prega com um comprimento de 10-12 mm. São cortados 2 retalhos de dupla corcova com incisões perpendiculares nos lados da articulação, evitando danificar os vasos sanguíneos. Os retalhos incluem as folhas das pregas e toda a pele das superfícies laterais dos dedos. A mobilização do retalho continua até que, durante a tração, o excesso de pele do dorso da articulação interfalângica proximal se desloque para a face lateral do dedo. Os retalhos são movidos um em direção ao outro com as extremidades livres e cosidos lateralmente com duas ou três costuras, sem tensão. A ferida restante, geralmente localizada proximalmente aos retalhos cosidos, é fechada com um auto-enxerto livre de camada completa. Foram operados 9 doentes (23 dedos).

Com um grau médio de contratura de flexão dos dedos, quando uma cicatriz com uma dobra bem definida se estende sobre duas articulações interfalângicas, pode haver 2 opções para cortar retalhos. Se houver um ligeiro excesso de tecido sobre a falange média em largura, são cortados apenas 2 pares de retalhos opostos de dupla corcova na projeção das articulações interfalângicas. Depois de mobilizar os retalhos ao longo das superfícies laterais das articulações com a inclusão do excesso de pele na sua superfície posterior, são movidos um em direção ao outro e cosidos com os lados em contacto. Como resultado da inclusão do excesso de pele na parte de trás das articulações nos retalhos, estes tornam-se mais compridos e, por conseguinte, vão para o lado oposto do dedo, o que aumenta significativamente a sua área útil. Os retalhos médios de dupla corcova são mobilizados apenas na largura da prega e não são separados das superfícies laterais do dedo. São mais curtos em comprimento do que os supra-articulares, uma vez que são constituídos apenas por tecidos pregueados. Com a ajuda de auto-enxertos de camada completa, fecham-se pequenas feridas nos lados dos retalhos.10 doentes (26 dedos) foram operados).

2. Desenvolvimento da eliminação simultânea das deformações da superfície posterior dos pés e da sindactilia com um auto-enxerto de pele de camada completa.

Efectuámos a reconstrução simultânea da deformidade da face posterior do pé e da sindactilia em 27 doentes (48 sindactilias).

As cicatrizes da articulação do pulso, da superfície dorsal da mão e dos dedos foram excisadas radicalmente ao longo da camada intermédia. Durante a excisão, é importante não danificar a rede venosa dorsal.

Radicalmente, estritamente ao longo da camada intermédia, foram excisadas cicatrizes da articulação, do dorso do pé e dos dedos. Durante a excisão, é importante não danificar a rede venosa dorsal. Em alternativa, cada dedo do pé foi fixado à superfície plantar do pé numa posição de hipercorreção. Foram cortados retalhos de pele e gordura de duas bossas na folha posterior não afetada da prega interdigital. A base dos retalhos é de 1-1,5 cm, a extremidade distal é de 0,6-0,8 cm. As extremidades livres dos retalhos foram fixadas com três suturas no recesso entre as cabeças dos ossos metacarpianos, formando comissuras interdigitais.

Com o auxílio de um bisturi, foram retirados enxertos de pele em camadas largas da face anterior do terço superior da coxa e a ferida foi fechada a partir da articulação do punho. Na zona dos retalhos de dupla corcova e entre eles, os enxertos foram suturados com suturas nodulares e contínuas atraumáticas N 3-0; 4-

0. A ferida do dador foi suturada com suturas nodulares após mobilização dos tecidos.

O primeiro penso foi efectuado 3-5 dias após a operação. Ao mesmo tempo, os hematomas presentes nalgumas áreas sob os enxertos foram libertados através de pequenas incisões por cima dos mesmos.

Os enxertos de pele de camada completa e larga com retalhos de duas bossas enraízam-se bem. A longo prazo, os enxertos adquirem o aspeto de uma pele normal, tornam-se elásticos, macios, facilmente dobráveis e permitem movimentos normais nas articulações da mão. Em casos raros, os enxertos adquirem uma cor mais escura do que a pele circundante. Para evitar o crescimento de cicatrizes na zona da linha de sutura, foi prescrito um curso de ultra-sons com contractubex, balneoterapia em condições de fontes de sulfureto de hidrogénio no sanatório Chimion da região de Ferghana.

3. Eliminação das contracturas dos extensores dos dedos dos pés.

Dependendo da gravidade da contratura e da prevalência de cicatrizes na superfície flexora dos dedos, optámos por vários métodos de cirurgia plástica. Quando as cicatrizes na superfície palmar dos dedos se estendiam ao comprimento de um dos seus segmentos, 6 doentes (15 dedos) foram submetidos a uma Z-plastia clássica.

A essência do método é a seguinte: a partir dos pontos finais de uma incisão direta feita sobre os fios da cicatriz no mesmo ângulo de 60o, foi realizada uma incisão do mesmo comprimento.

De uma forma cortante e contundente, os bordos da pele, juntamente com as cicatrizes, foram mobilizados para os lados, se possível, tentando não danificar os vasos do dedo, que passam ao longo dos seus lados, mais perto da superfície da palma. De seguida, após a troca dos retalhos triangulares recebidos, estes foram cosidos. Neste caso, a direção da linha reta inicial muda e o seu comprimento aumenta.

Estes esquemas de cirurgia plástica com retalhos triangulares nos dedos nem sempre são exequíveis. No decurso das observações, identificámos alguns aspectos negativos da Z-plastia em doentes com contraturas em flexão dos dedos pós-queimadura. Os retalhos triangulares recortados nos lados da cicatriz não têm mobilidade suficiente, as suas extremidades pontiagudas são cicatrizadas e muitas vezes necrosam ou transformam-se em cicatriz devido ao crescimento excessivo. As superfícies laterais dos dedos não são suficientemente libertadas das contracções, pelo que o grau necessário de contratura é frequentemente preservado.

Para além disso, o excesso de pele existente na parte de trás do dedo não é utilizado. Com a utilização em série da Z-plastia, toda a superfície extensora dos dedos se transforma numa cicatriz sólida, o que leva ao desenvolvimento de uma recorrência da contratura extensora com o crescimento do dedo.

Tendo em conta os aspectos negativos da Z-plastia tradicional, desenvolvemos uma forma de eliminar a contratura em flexão do pé. Consiste em combinar a cirurgia plástica com retalhos rectangulares ou duplos na zona da articulação com enxertos de pele livres nas restantes feridas.

O procedimento da operação é o seguinte: efectuamos uma incisão longitudinal ao longo da crista da prega cicatricial até 2 cm de comprimento. Através de incisões perpendiculares aos lados da articulação, foram cortados um ou dois pares de retalhos contra-retangulares, evitando danificar os vasos sanguíneos. Os retalhos incluem as folhas da prega e toda a pele das superfícies laterais do dedo. A mobilização do retalho continua até que, durante a tração, o excesso de pele do dorso do dedo se desloque para trás do mesmo. Os cantos agudos dos retalhos são arredondados. Com as extremidades livres, os retalhos foram movidos um em direção ao outro e cosidos entre si, tocando-se nos lados.

Com este método, a contratura cicatricial em flexão é completamente eliminada e, no pós-operatório, não há necessidade de imobilização especial dos dedos em posição não flectida. A longo prazo, não se observou necrose dos retalhos rectangulares que se seguiram, nem cicatrização dos mesmos.

4. Resultados do tratamento cirúrgico das deformações cicatriciais dos pés.

Os resultados a longo prazo foram estudados em 139 (97,2%) dos 143 pacientes. Foram obtidos bons resultados funcionais e estéticos em 133 (93,0%) pacientes. Foram obtidos resultados satisfatórios em 8 (5,6%) pacientes. 2 (1,4%) pacientes apresentaram resultados insatisfatórios.

As contracturas das cicatrizes dos flexores foram completamente eliminadas em 82 doentes (114 dedos). 2 (1,4%) doentes (5 dedos) apresentaram contratura parcial devido a alterações intra-articulares e 2 (1,4%) doentes (4 dedos) apresentaram necrose parcial dos retalhos trapezoidais.

Em 19 doentes (49 dedos), o resultado foi registado após 1 ano ou mais. Não há recorrência da contratura em nenhum caso.

Após a eliminação simultânea da deformação da face posterior da mesa e da sindactilia, apenas um (0,7%) paciente apresentou, no pós-operatório, necrose focal do enxerto devido à formação de hematoma sob o mesmo. Em nenhuma das observações foi observada necrose dos retalhos de dupla corcova e recidiva da sindactilia.

Após a transferência do retalho fascial cutâneo para o dorso do pé e a formação de uma haste redonda a partir da sua parte proximal, devido a uma forte tensão, um doente desenvolveu necrose da epiderme, bolhas subdérmicas, hemorragia no retalho, especialmente na sua parte distal. Na área de necrose superficial da pele, surgiram despigmentação e cicatrização da pele. Ao mesmo tempo, as camadas profundas da pele e o tecido subcutâneo permaneceram viáveis. Posteriormente, conseguimos evitar estas complicações com a ajuda de suturas. Assim, os métodos descritos de reconstrução das deformidades pós-queimadura do pé são introduzidos na prática diária da separação e são operações de eleição.

<u>Resumo.</u> Para eliminar as contracturas de flexão dos dedos dos pés após queimaduras, é necessário utilizar o mais eficazmente possível a pele cicatrizada no dorso e nas superfícies laterais dos dedos. Podem ser cortados retalhos rectangulares ou de duas bossas e, com a sua ajuda, podem ser eliminadas as contraturas. Na falta de tecidos adjacentes, as dobras articulares são formadas por retalhos, as restantes feridas são fechadas com autodermoenxertos livres.

Com a restauração simultânea da superfície cicatrizada do dorso do pé, um enxerto de pele de camada completa, largo e não perfurado, é o mais eficaz após a restauração preliminar das comissuras interdigitais com retalhos de dupla corcova. Ao contrário dos retalhos trapezoidais e triangulares, as extremidades distais dos retalhos de dupla corcova não necrosam e a sua área aumenta com o tempo.

Para a cirurgia plástica de lesões cicatriciais profundas da superfície posterior do pé, podemos utilizar com sucesso o método de cirurgia plástica acelerada com um retalho fascial cutâneo inguinal, que melhorámos. Posteriormente, se necessário, pode ser efectuada uma plastia tendinosa dos extensores. Os métodos propostos de cirurgia plástica do pé em 93,0% dos pacientes obtiveram bons resultados.

CONCLUSÕES

1. As contracturas de flexão cicatricial dos dedos e a sindactilia do pé são eliminadas com maior sucesso com a ajuda de uma pele combinada ou de camadas completas.

2. A plástica da superfície posterior da mesa é efectuada através de um enxerto de pele de camada completa e larga.

3. No caso de defeitos profundos pós-queimadura da superfície posterior do pé, a cirurgia plástica acelerada com um retalho cutâneo fascial anterolateral das extremidades inferiores é eficaz.

4. Os dados estudados a longo prazo sobre o tratamento de queimaduras do pé através de métodos desenvolvidos e melhorados mostraram que foram obtidos bons resultados em 93,0% dos doentes, satisfatórios em 5,6% e insatisfatórios em 1,4% dos doentes. São propostos algoritmos para o tratamento cirúrgico das deformações cicatriciais do pé e são dadas recomendações para a sua utilização.

RECOMENDAÇÕES PRÁTICAS

1. No caso de cicatrizes extensas na superfície posterior do pé com sindactilia dos dedos, em primeiro lugar, com a ajuda de retalhos duplos, são formados espaços interdigitais e, posteriormente, é efectuada a cirurgia plástica da superfície posterior da mão com um auto-enxerto de pele de camada completa.

2. Na cirurgia plástica da pele das consequências das queimaduras dos pés, o estudo da microcirculação dos tecidos cicatrizados e transplantados é de grande importância prática. Com a ajuda da monitorização percutânea da PtsO2, é possível determinar o grau de restauração da circulação sanguínea em enxertos ou retalhos de pele de camada completa e monitorizar a eficácia das medidas terapêuticas para influenciar a microcirculação.

3. O uso de hipotermia local no período pós-operatório melhora o enxerto de autoenxertos de pele de camada completa transplantados e reduz as complicações necróticas purulentas.

LISTA DE LITERATURA

1. Адмакин А.Л., Максюта В.А. и др. Лизис и отторжение трансплантатов// Вопросы Травмотологии и Ортопедии №2 2015. -С. 40.
2. Азолов В.В., Александров Н.М., Петров С.В. Реконструкция пальцев при последствиях термических поражений стопа и предплечья// Комбустиология на рубеже веков: Тез.докл. Междунар.конгресс.- Москва, 2016. С.183-184.
3. Азолов В.В.. Петров С.В., Александров И.М. Новые аспекты использования чрезкожных аппаратов в хирургии тяжелых последствий термической травмы стопа// Матер. Междунар.конф. "Актуальные проблемы термической травмы", посвящ. 70-летию НИИ скорой помощи им. И.И.Джанелидзе и 65-летию ожогового центра. 27-29 июня 2012г.- Санкт-Петербург, 2012.- С.403-405.
4. Азолов В.В., Дмитриев Г.И. и др. Этапы реабилитации тяжелообожженных// Матер. Междунар.конф. "Актуальные проблемы термической травмы", посвящ. 70-летию НИИ скорой помощи им. И.И.Джанелидзе и 65-летию ожогового центра. 27-29 июня 2017г.- Санкт-Петербург, 2017.- С.405-406.
5. Азолов В.В., Дмитриев Г.И. и др. Дистракционный метод в лечении последствий ожогов//Матер. VIII Всероссийской научно-практ. конф. "Проблемы лечения тяжелой термической травмы". 22-24 сентября 2016г.- Нижний Новгород, 2016.- С. 188-189.
6. Аксаева З.З., Хунафин С.Н., Юлдашев В.Л. и др. Социально-психологические аспекты суицидов путем самосожжения, меры профилактики// Комбустиология на рубеже веков:Междунар.конгресс.- Москва, 2010.- С.25-26.
7. Александров Н.М., Мотякина О.П., Шалдина Е.А. Новый подход к лечению больных с послеожоговыми дефектами пальцев стопа// Матер. VIII Всероссийской научно-практ.конф. "Проблемы лечения тяжелой

термической травмы". 22-24 сентября 2014г.- Нижний Новгород, 2014.- С.190-192.

8. Аникин Ю.В. Профилактика и лечение послеожоговых и послеоперационных рубцов// Матер. Междунар.конф. "Актуальные проблемы термической травмы", посвящ. 70-летию ожогового центра НИИ скорой помощи им. И.И.Джанелидзе. 20-22 июня 2016г.- Санкт-Петербург, 2016.- С.222.
9. Арефьев И.Ю., Дмитриев Г.И. Сочетанные сгибательные и сгибательно-разгибательные контрактуры стопа после ожогов// Матер. VIII Всероссийской научно-практ.конф. "Проблемы лечения тяжелой термической травмы". 22-24 сентября 2014г.- Нижний Новгород, 2014.- С.193-194.
10. Арефьев И.Ю., Зимина К.С., Прилучный М.А. Консервативное лечение больных с послеожоговыми деформациями стопа на втором этапе реабилитации обожженных// Матер. Междунар.конф. "Актуальные проблемы термической травмы", посвящ. 70-летию ожогового центра НИИ скорой помощи им. И.И.Джанелидзе. 20-22 июня 2016г.- Санкт-Петербург, 2016.- С.222-223.
11. Асадулина Ф.Р., Самсонов А.В., Зубова Е.Р. Психофармакотерапевтические аспекты реабилитации тяжелобожженных// Матер. VIIIВсерос-сийской научно-практ.конф. "Проблемы лечения тяжелой термической травмы". 22-24 сентября 2014г.- Нижний Новгород, 2014.- С.194-195.
12. Бейдик О.В., Ромакина Н.А. и др. Спицестержневой наружный чрескостный остеосинтез в комплексе реабилитационных мероприятий пациентов с термическими травмами конечностей и их последствиями// Матер. Междунар.конф. "Актуальные проблемы термической травмы", посвящ. 80-летию НИИ скорой помощи им. И.И.Джанелидзе и 65-летию ожогового центра. 27-29 июня 2012г.- Санкт-Петербург, 2012.- С.407-409.

13. Богданов С.Б., Поляков А.В., Бабичев Р.Г. Актуальность выполнения пластики полнослойным кожным аутотрансплантатом при закрытии ран различной этиологии// Вопросы Травмотологии и О ртопедии №2 2015. - С.49-50.
14. Богомолов М.С., Седов В.М. Микрохирургическая реплантация фрагментов стопа.- М., 2013.- С.244.
15. Брычева Н.В. Методологические подходы к коррекции эмоциональых расстройств у обожженных детей// Комбустиология на рубеже веков: Тезисы докл.Междунар.конгресс.- Москва, 2010.- С.175-176.
16. Брычева Н.В. Специфика переживаний детей в связи с ожоговой травмой// Проблемы термической травмы у детей и подростков.- Екатеринберг, 2013. -С. 33-34.
17. Будкевич Л.И., Воздвиженский С.И., и др. Современные методы активного хирургического лечения их значение в восстановлении кожного покрова у детей с термической травмой/// Комбустиология, 2010.- №1.- С.34-36.
18. Будкевич Л.И., Степанова В.В. Особенности оперативного лечения детей до 3-х лет с термическими поражениями кожи//Пробл.термичес. травмы у детей и подр.: Материалы межрегион. конференции.- Екатеринбург, 2013. С.86-87.
19. Булюбаш И.Д. Механизмы психологической адаптации пациентов с травмами стопа// Вопросы Травмотологии и Ортопедии №4 2012. -С. 16-24.
20. Воздвиженский С.И., Ямалутдинова А.А. и др. Опят применения отечественного силиконового гельного покрытия "Эластодерм" с целью профилактики и лечения гипертрофированных келоидных рубцов// Матер. Междунар.конф. "Актуальные проблемы термической травмы", посвящ. 70-летию НИИ скорой помощи им. И.И.Джанелидзе и 65-летию ожогового центра. 27-29 июня 2012г.- Санкт-Петербург, 2012.- С.413-414.

21. Голяна С.И., Овсянникова А.Д. Особенности реабилитации детей раннего возраста после реконструктивных операций настопа// Вопросы Травмотологии и Ортопедии №1. 2016. -С. 49-50.
22. Григорьева Т.Г., Тимченко Е.К. и др. Кожнопластические операции в медицинской реабилитации обожженных// Матер.VIII Всероссийской научно-практ.конф. "Проблемы лечения тяжелой термической травмы". 22-24 сентября 2014г.- Нижний Новгород, 2014.- С.198-199.
23. Григорьева Т.Г., Тимченко Е.К. и др. Биомеханические, гистологические и клинические аспекты дермотензии в хирургии ожогов и их последствий/// Сборник науч. трудов III съезда комбустиологов России. 17-21 октября 2015г.- Москва, 2015.- С.227-228.
24. Джумабаев Э.С., Мадазимов М.М. Совершенствование специализированной системы хирургической реабилитации больных с последствиями ожогов// Матер. Междунар.конф. "Актуальные проблемы термической травмы", посвящ. 70-летию ожогового центра НИИ скорой помощи им. И.И.Джанелидзе. 20-22 июня 2016г.- Санкт-Петербург, 2016.- С.227-228.
25. Дмитриев Г.И. Реконструктивно-восстановительная хирургия последствий ожогов//Комбустиология на рубеже веков: Тез.докл. Междунар. конгр. - Москва, 2010.- С. 192-193.
26. Дмитриев Г.И. Реконструктивно-восстановительная хирургия последствий ожогов// Матер. XI Всероссийской научно-практ.конф. "Проблемы лечения тяжелой термической травмы". 22-24 сентября 2014г.- Нижний Новгород, 2014.- С.199-200.
27. Дмитриев Г.И. Реконструктивно-восстановительные операции в системе реабилитации пострадавших от ожогов// Сборник науч.трудовIII съезда комбустиологов России. 17-21 октября 2015г.- Москва, 2015.- С.229-230.
28. Дмитриев Г.И., Зольцев Ю.К. и др. Хирургическая реабилитация больных с последствиями ожогов// Матер. Междунар.конф. "Актуальные проблемы термической травмы", посвящ. 70-летию НИИ скорой помощи

им. И.И.Джанелидзе и 65-летию ожогового центра. 27-29 июня 2012г.- Санкт-Петербург, 2012.- С.419-421.

29. Дмитриев Г.И., Арефьев И.Ю. Хирургическая тактика при лечении сочетанных (сгибательных и разгибательых) контрактур стопа после ожогов// Сборник науч.трудовIII съезда комбустиологов России. 17-21 октября 2015г.- Москва, 2015.- С.230-231.
30. Дмитриев Г.И., Дмитриев Д.Г. Хирургические методы реабилитации больных с ожогами и их последствиями// Матер. Междунар.конф. "Актуальные проблемы термической травмы", посвящ. 70-летию ожогового центра НИИ скорой помощи им. И.И.Джанелидзе. 20-22 июня 2016г.- Санкт-Петербург, 2016.- С.228-229.
31. Дмитриев Г.И., Петров С.В. и др. Метод дистракции в лечении ожогов и их последствий// Матер. Междунар.конф. "Актуальные проблемы термической травмы", посвящ. 70-летию ожогового центра НИИ скорой помощи им. И.И.Джанелидзе. 20-22 июня 2016г.- Санкт-Петербург, 2016.- С.229-230.
32. Дмитриев Д.Г., Стручков А.А., Ручин М.В. Активное хирургическое лечение ожогов с повреждением глубоких анатомических структур//Комбустиология на рубеже веков:Междунар конгресс.- Москва, 2010.- С.139-140.
33. Дмитриев Д.Г., Новиков А.В. Комплексное консервативное лечение больных с ожогами на 2 этапе реабилитации// Матер. Междунар.конф. "Актуальные проблемы термической травмы", посвящ. 70-летию НИИ скорой помощи им. И.И.Джанелидзе и 65-летию ожогового центра. 27-29 июня 2012г.- Санкт-Петербург, 2012.- С.417-419.
34. Жернов А.А., Жернов А.А. Фиксация растянутых лоскутов в реконструктивно- восстановительной хирургии последствий ожоговой травмы/// Вопросы Травмотологии и Ортопедии №2 2012. -С. 143.
35. Жернов А.А., Назаренко В.Н. и др. Реваскуляризующие вмешательства при лечении глубоких дефектов тканей конечностей после термической

травмы// Сборник науч.трудовI съезда комбустиологов России. 17-21 октября 2015г.- Москва, 2015.- С.233.

36. Зинатуллин Р.М., Гильманов А.Ж., Ялалова Г.И. Профилактика и лечение послеожоговых гипертрофических и келоидных рубцов// Матер. XIВсероссийской научно-практ.конф. "Проблемы лечения тяжелой термической травмы". 22-24 сентября 2014г.- Нижний Новгород, 2014.- С.202.
37. Карп Л., Чиримпей О. Психические расстройства при ожоговой болезни// Сборник науч.трудовIII съезда комбустиологов России. 17-21 октября 2015г.- Москва, 2015.- С.251-252.
38. Королев П.В., Ткаченко Е.И., Вечеркин В.А., Цаприлова Н.Н., Яхьяева О.М. Оперативная тактика лечения детей с послеожоговыми контрактурами// Вопросы Травмотологии и Ортопедии №2 2012. -С. 144.
39. Колокольчикова Е.Г., Ваганова Н.А. Изучение морфофункциональ-ной характеристики растянутой кожи человека//Матер. Междунар.конф. "Актуальные проблемы термической травмы", посвящ. 70-летию ожогового центра НИИ скорой помощи им. И.И. Джанелидзе. 20-22 июня 2016г.- Санкт-Петербург, 2016.- С.233-234.
40. Королев П.В., Ткаченко Е.И., и др. Значение своевременного оперативного лечения термической травмы в функционально активных зонах у детей//Проблемы термичес. травмы у детей и подрост.- Екатеринбург, 2013.- С. 137-139.
41. Короткова Н.Л., Чернышов С.Н. Хирургическая реабилитация пострадавших с сочетанными ожогами голены и стопа// Матер. Междунар.конф. "Актуальные проблемы термической травмы", посвящ. 70-летию НИИ скорой помощи им. И.И.Джанелидзе и 65-летию ожогового центра. 27-29 июня 2012г.- Санкт-Петербург, 2012.- С.429-431.
42. Короткова Н.Л., Дмитриев Д.Г. и др. Реконструктивные операции на нижних конечностях при глубоких ожогах// Матер. XI Всероссийской

научно-практ.конф. "Проблемы лечения тяжелой термической травмы". 22-24 сентября 2014г.- Нижний Новгород, 2014.- С.204-205.

43. Короткова Н.Л., Арефьев И.Ю. Реконструктивные операции при послеожоговых сочетанных деформациях голены и стопа// Матер. Междунар.конф. "Актуальные проблемы термической травмы", посвящ. 70-летию ожогового центра НИИ скорой помощи им. И.И. Джанелидзе. 20-22 июня 2016г.- Санкт-Петербург, 2016.- С.234-235.
44. Крылов К.М., Крылов П.К. Приживление кожных лоскутов - некоторые факторы влияния// Вопросы Травмотологии и Ортопедии №2 2012. -С. 71
45. Куприн П. Е. Корррекция келоидных и гипертрофических рубцов и пути их профилактики в пластической хирургии // Автореф. дис.... канд. мед.наук.- Великий Новгород, 2013.- 16 с.
46. Куринный Н.А., Куринный С.Н., Богданов С.Б. Гетеротопическиеоссификаты локтевых суставов после ожогов, диагностика, лечение// Матер. Междунар.конф. "Актуальные проблемы термической травмы", посвящ. 70-летию НИИ скорой помощи им. И.И.Джанелидзе и 65-летию ожогового центра. 27-29 июня 2012г.- Санкт-Петербург, 2012.- С.434-436.
47. Кушелевич Ч.Д.. Рубанов Л.Н. и др. Лечение обширных ран, травматических дефектов мягких тканей стопа методом пластики лоскутом на питающей ожке (паховым лоскутом)// Сборник науч.трудовIII съезда комбустиологов России. 17-21 октября 2015г.- Москва, 2015.- С.234-235.
48. Логвинов С.В, Арий Е. Г., Байтингер В.Ф. Патологические кожные рубцы. // Томск: Печатная мануфактура.- 2014.-140с.
49. Мадазимов М.М. Комплексный подход в лечении больных с последствиями ожогов// Вопросы Травмотологии и Ортопедии №2 2012. -С.146-147.
50. Мадазимов М.М., Мамаджанов К.Х. и др. Кожно-пластические операции в медицинской реабилитации больных с последствиями ожогов// Матер.

Междунар.конф. "Актуальные проблемы термической травмы", посвящ. 70-летию НИИ скорой помощи им. И.И.Джанелидзе и 65-летию ожогового центра. 27-29 июня 2012г.- Санкт-Петербург, 2012.- С.439-441.

51. Мадазимов М.М., Усманов А.К., Темиров П.Ч., Кадыров А.С. и др. Первый опыт экстренной восстановительной пластической микрохирургии конечностей// Хирургия Узбекистана. -2013. -№4. -С.81.
52. Мадазимов М.М. Хирургическая коррекция послеожоговых рубцовых деформаций стопа// Хирургия Узбекистана. -2014. -№2. -С.38-41.
53. Макова Е.А., Калашникова С.В. Программа реабилитационно-профилактических мероприятий у пострадавших от ожогов//Сборник науч.трудовIII съезда комбустиологов России. 17-21 октября 2015г.- Москва, 2015.- С.211-212.
54. Мартыненко Е.Е., Усов В.В. и др. Анализ морфологических изменений в ауто-дермотрансплантате после кожной пластики// Вопросы Травмотологии и Ортопедии №2 2012. -С. 77
55. Малинкин Э.Д. Виды дермотензии, история и практика применения в комбустиологии// Матер. Междунар.конф. "Актуальные проблемы термической травмы", посвящ. 70-летию ожогового центра НИИ скорой помощи им. И.И.Джанелидзе. 20-22 июня 2016г.- Санкт-Петербург, 2016.- С.238-239.
56. Мельник Д.Д., Чугуй Е.В. и др. Послеожоговые рубцы и их коррекция// Матер. Междунар.конф. "Актуальные проблемы термической травмы", посвящ. 70-летию ожогового центра НИИ скорой помощи им. И.И.Джанелидзе. 20-22 июня 2016г.- Санкт-Петербург, 2016.- С.240-241.
57. Мензул В.А., Проходцов Ю.Н. Хирургическое лечение детей с последствиями ожогов// Вопросы Травмотологии и Ортопедии №2 2012. -С. 149.
58. Митрофанов Н.В., Короткова Н.Л., Меньшенина Е.Г. Развитие медицинских технологий в реконструктивной хирургии последствий ожогов// Вопросы Травмотологии и Ортопедии №2 2012. -С. 150-151.

59. Муллин Р.И., Богов А.А., Новиков Р.Г. Ранняя некрэктомия и пластика васкуляризированным кожным лоскутом в лечении больных с электротравмой пальцев стопа// Вопросы Травмотологии и Ортопедии №2 2012. -С. 152.
60. Островский Н.В., Белянина И.Б. Реабилитация обожженных. Современные подходы// Матер. Междунар.конф. "Актуальные проблемы термической травмы", посвящ. 70-летию НИИ скорой помощи им. И.И.Джанелидзе и 65-летию ожогового центра. 27-29 июня 2012г.- Санкт-Петербург, 2012.- С.449-453.
61. Островский Н.В., Белянина И.Б., Якунин Г.С. Выбор сроков и методов устранения послеожоговых рубцовых деформаций у детей//Проблемы термичес. травмы у детей и подростков: Материалы Междунар.конф.- Екатеринбург, 2013.- С.140-142.
62. Островский Н.В., Якунин Г.С. Проблемы реабилитации детей с послеожоговыми рубцовыми деформациями// Проблемы термичес. травмы у детей и подростков: Материалы межрегион. конф.- Екатеринбург, 2013.- С.114-117.
63. Островский Н.В., Белянина И.Б. Выбор сроков и методов устранения послеожоговых рубцовых деформаций// Сборник науч.трудовIII съезда комбустиологов России. 17-21 октября 2015г.- Москва, 2015.- С.212-213.
64. Парамонов Б.А. Алгоритмы консервативного лечения патологических рубцов кожи// Матер. Междунар.конф. "Актуальные проблемы термической травмы", посвящ. 70-летию ожогового центра НИИ скорой помощи им. И.И.Джанелидзе. 20-22 июня 2016г.- Санкт-Петербург, 2016.- С.245-246.
65. Парамонов Б.А., Поремский Я.О., Яблонский В.Г. Ожоги (Руководство).- Санкт-Петербург: Спец.лит., 2010, 488 с.
66. Пахомов С.П. Лечение гипертрофических и келоидных рубцов// Консервативное лечение рубцов: Материалы симпозиума.- Москва, 2010.- С.51-53.

67. Перетягин С.П., Стручков А.А. и др. Озонотерапия в системе реабилитации тяжелообожженных// Матер. XI Всероссийской научно-практ.конф. "Проблемы лечения тяжелой термической травмы". 22-24 сентября 2014г.- Нижний Новгород, 2014.- С.211-212.
68. Петров С.В., Вазина И.Р. Роль соеднительнотканной прослойки в развитии дистракционного костного регенерата у человека// Матер. XI Всероссийской научно-практ.конф. "Проблемы лечения тяжелой термической травмы". 22-24 сентября 2014г.- Нижний Новгород, 2014.- С.212-213.
69. Полякова А.Г., Короткова Н.Л., Малышева И.Е. Оценка адаптационных возможностей пациентов с последствиями ожогов в процессе реконструктивно-восстановительного лечения/// Вопросы Травмотологии и Ортопедии №2 2012. -С. 155-156.
70. Саидгалин Г.З., Салистый П.В. Местная кортикостероидная терапия в лечении гипертрофических и келоидных рубцов// Сборник науч.трудовIII съезда комбустиологов России. 17-21 октября 2015г.- Москва, 2015.- С.214-215.
71. Самойленко Г.Е.. Хачатрян С.Г., Фисталь Н.Н. Профилактика послеожоговых рубцовых контрактур и деформаций стопа у детей// Сборник науч.трудовIII съезда комбустиологов России. 17-21 октября 2015г.- Москва, 2015.- С.238-239.
72. Сарыгин П.В., Юденич А.А., Пенаев А.А. Принципы хирургического лечения послеожоговых дефектов тканей стопа// Матер. Междунар.конф. "Актуальные проблемы термической травмы", посвящ. 70-летию НИИ скорой помощи им. И.И.Джанелидзе и 65-летию ожогового центра. 27-29 июня 2012г.- Санкт-Петербург, 2012.- С.452-453.
73. Сарыгин П.В., Мороз В.Ю. и др. Тактика хирургического лечения больных с послеожоговыми дефектами стопа// Матер. Междунар.конф. "Актуальные проблемы термической травмы", посвящ. 70-летию

ожогового центра НИИ скорой помощи им. И.И.Джанелидзе. 20-22 июня 2016г.- Санкт-Петербург, 2016.- С.248-249.

74. Смирнов С.В., Алексеев А.А. и др. Сравнительная оценка эффективности геля "Эгаллохит" и геля "Контрактубекс" в профилактике развития послеожоговых рубцов// Вопросы Травмотологии и Ортопедии №2 2012. -С. 11-15.

75. Смирнов С.В., Борисов В.С. и др. Эффективность геля Эгаллохит при наружном применении в профилактике развития послеожоговых рубцов// Вопросы Травмотологии и Ортопедии №2 2012. -С. 160.

76. Турковский И.И., Парамонов Б.А. и др. Применение препаратов коллагеназы для лечения патологических рубцов кожи// Матер. XI Всероссийской научно-практ.конф. "Проблемы лечения тяжелой термической травмы". 22-24 сентября 2014г.- Нижний Новгород, 2014.- С.215-216.

77. Тюрников Ю.И., Евтеев А.А. Классификация методов активной хирургической подготовки глубоких ожогов к пластическому закрытию в системе раннего хирургического лечения обожженных//Комбустиология.- 2010.- №4.- С.5-10.

78. Усов В.В., Грибань А.В., Грибань П.А. Консервативное лечение послеожоговых гипер- трофических рубцов кожи с помощью раневых покрытий "Фолидерм-гель с коллагеназой" // Вопросы Травмотологии и Ортопедии №2 2012. -С. 162-163.

79. Фисталь Н.Н. Сочетанная терапия келоидных рубцов// Матер. XI Всероссийской научно-практ.конф. "Проблемы лечения тяжелой термической травмы". 22-24 сентября 2014г.- Нижний Новгород, 2014.- С.218-219.

80. Хаджибаев А.М., Фаёзов А.Д., Алимов Р.А. и др. Пути оптимизации диагностики и лечения обожженных/Сборник научных трудов III съезда Комбустиологов России. 17-21 октября 2015 г.- Москва, 2015.- С.33.

81. Хаджибаев А.М., Фаёзов А.Д., Шукуров С.И. Применение препарата ронкалейкин в комплексном лечении тяжелообожженных /Сборник научных трудов III съезда Комбустиологов России. 17-21 октября 2015 г.- Москва, 2015.- С.19.
82. Хамраев Ш.Ш., Азарова Н.З., Гамалина Л.В. Виды кожных пластик//Хирургия Узбекистана. - 2012.- №1.- С.78-82.
83. Цопиков А.С., Караманян Э.А., Ильиных О.И. Сероводородная бальнеотерапия в комплексном санаторно-курортном лечении больных с послеожоговыми и послеоперационными рубцами/// Матер. Междунар.конф. "Актуальные проблемы термической травмы", посвящ. 70-летию НИИ скорой помощи им. И.И.Джанелидзе и 65-летию ожогового центра. 27-29 июня 2012г.- Санкт-Петербург, 2012.- С.458-460.
84. Цопиков А.С., Караманян Э.А., Куртаев О.Ш. Бальнеотерапевтический метод реабилитации детей с послеожоговыми и послеоперационными рубцами// Матер. Междунар.конф. "Актуальные проблемы термической травмы", посвящ. 70-летию НИИ скорой помощи им. И.И.Джанелидзе и 65-летию ожогового центра. 27-29 июня 2012г.- Санкт-Петербург, 2012.- С.460-461.
85. Цопиков А.С., Яковлев И.В. и др. Новые аспекты организации санаторно-курортного этапа реабилитации на базе бальнеологического курорта "Мацеста"// Матер. Междунар.конф. "Актуальные проблемы термической травмы", посвящ. 70-летию НИИ скорой помощи им. И.И.Джанелидзе и 65-летию ожогового центра. 27-29 июня 2012г.- Санкт-Петербург, 2012.- С.457-458.
86. Чугуй Е.В., и др. Криолечение рубцов покровных тканей// Проблемы термической травмы у детей и подростков: Материалы конф.- Екатеринбург, 2013. - С.144-146.
87. Чугуй Е.В., Мельик Д.Д., Колмаков Д.В. Возможности устранения послеожоговых деформаций// Матер. Междунар.конф. "Актуальные проблемы термической травмы", посвящ. 70-летию ожогового центра

НИИ скорой помощи им. И.И.Джанелидзе. 20-22 июня 2016г.- Санкт-Петербург, 2016.- С.252-253.

88. Шамахян О.В., Зарафян А.А. Результаты внедрения современных подходов к реабилитациии больных с ожогами// Матер. XI Всероссийской научно-практ.конф. "Проблемы лечения тяжелой термической травмы". 22-24 сентября 2014г.- Нижний Новгород, 2014.- С.219.
89. Шаповаленко Т.В., Лядов К.В., Кнева Е.С. Организационные и методологические основыранней комплексной реабилитациии в условиях многопрофильного стационара// Вопросы Травмотологии и Ортопедии №1. 2013. -С. 95.
90. Шаробаро В.И., Мороз В.Ю,, Юденич А.А. Этапность реконструктивных операций при последствиях ожогов// Матер. Междунар.конф. "Актуальные проблемы термической травмы", посвящ. 70-летию ожогового центра НИИ скорой помощи им. И.И. Джанелидзе. 20-22 июня 2016г.- Санкт-Петербург, 2016.- С.255-256.
91. Шевелев И.И., Лакатош К.О., Гречихин О.В. Использование озонотерапии в лечении больных с обширными ожогами// Комбустиология на рубеже веков: Матер. Междунар. конгресса.- Москва, 2010. -С.90.
92. Шейнберг А.Б. Причины возникновения послеожоговых рубцовых деформаций у детей и принципы их профилактики// Матер. XI Всероссийской научно-практ.конф. "Проблемы лечения тяжелой термической травмы". 22-24 сентября 2014г.- Нижний Новгород, 2014.- С.258-259.
93. Шень Н.П., Сайфитдинов Ю.Х., Суханова Е.В., Сучков Д.В. Особенности ожоговой травмы, полученной при взрывах бытового газа// Вопросы Травмотологии и Ортопедии №2 2012. -С. 7-10.

94. Шлык И.В., Юрова Ю.В., Крылов П.К. Возможные причины лизиса аутотрансплантатов кожи// Вопросы Травмотологии и Ортопедии №2 2012. -С. 104.
95. Шурова Л.В., Пронин Г.П. и др. Особенности лечения детей с тяжелыми и длительно существующими послеожоговыми рубцовыми деформациями в области активно-функциональных зон// Матер. XI Всероссийской научно-практ.конф. "Проблемы лечения тяжелой термической травмы". 22-24 сентября 2014 г.- Нижний Новгород, 2014.- С.261.
96. Шурова Л.В., Пронин Г.П., Фомина М.Г. Значение свободной кожной пластики при лечении детей с тяжелыми послеожоговыми деформациями в комплексной программе современной реабилитации// Матер. XI Всероссийской научно-практ.конф. "Проблемы лечения тяжелой термической травмы". 22-24 сентября 2014г.- Нижний Новгород, 2014.- С.262.
97. Шурова Л.В., Старостин О.И., Коренькова С.С., Буркин И.А. Протоколы проведения ранних реконструктивно- пластических операций в комбустиологии детского возраста // Вопросы Травмотологии и Ортопедии №2 2012. -С. 107.
98. Шурова Л.В., Федорова В.Н. Оценка динамики созревания рубцовой ткани физическими методами исследования у детей с последствиями термических травм// Сборник науч.трудовIII съезда комбустиологов России. 17-21 октября 2015г.- Москва, 2015.- С.217-218.
99. Шурова Л.В. Бурков И.В. и др. Дифференциальная диагностика типа рубцовой ткани у детей с последствиями термической травмы лазерной доплеровской флуометрией// Матер. Междунар.конф. "Актуальные проблемы термической травмы", посвящ. 70-летию ожогового центра НИИ скорой помощи им. И.И.Джанелидзе. 20-22 июня 2016г.- Санкт-Петербург, 2016.- С.218-219.

100. Юлдашев У.К., Каюмходжаев А.А. Причины тромботических осложнений при аутотрансплатации комплексов мягких тканей//Хирургия Убекистана. - 2012.- №3. - С.119.

101. Яковлев С.В. Применение синтетических композитных биоматериалов при лечении больных с глубокими ожогами кисти в сочетании с кожной пластикой/// Вопросы Травмотологии и Ортопедии №2 2012. -С. 109.

102. Яковлев С.В. Использование чрескостных дистракционных аппаратов в лечении деформации стопа при оследствиях глубоких ожогов// Вопросы Травмотологии и Ортопедии №2 2012. -С. 166.

103. Ялалова Г.И., Байков Д.А. и др. Реабилитация больных, перенесших термическую травму, в республиканском ожоговом центре// Матер. Междунар. конф. "Актуальные проблемы термической травмы", посвящ. 70-летию НИИ скорой помощи им. И.И.Джанелидзеи 65-летиюожоговогоцентра. 27-29 июня 2012г.- Санкт-Петербург, 2012.- С.463-464.

104. AlexsanderA., Matthew Ch., Heather S., Edward T. Qualidade de vida e preditores de resultado após lesão por queimadura maciça / / Plast. Reconstr. Surg. - 2015.- Vol.116.- №3.- P.791-797.

105. Abordagem anatómica e clínica // Plast. Reconstr. Surg. - 2012.- Vol. 109.- №1.- P.130-136.

106. Aslan G., Tuncali D., et al. A aba de hélice para contraturas de tornozelo pós-queimadura // Burns - 2016.- Vol.32.- №1.- P.112-115.

107. Barachini P., Vezzoni G.M., et al. Padrão de fluxo sanguíneo da pele nos resultados de queimaduras//Burns. - 2014.- Vol.30 (4).- P. 312-316.

108. Baumeister S., Koller M., Dragu A., Germann G., Sauerbier M. Princípios da reconstrução microvascular em queimaduras e queimaduras eléctricas. // Queimaduras - 2015.- Vol.31.- №1.- P.92-98.

109. Bhandari PS. Reconstrução total da orelha na deformidade pós-queimadura//Clin. Plast Surg.- 2012.-Vol.29(2). - P.213-20.

110. Brissett AE, Sherris DA. Contraturas de cicatrizes, cicatrizes hipertróficas e quelóides// Facial. Plast. Surg.- 2017.- Vol.17 (4). - P.263-272.

111. Clark J.M., Wang T.D. Retalhos locais na revisão de cicatrizes//Facial Plast. Surg.- 2017. - v.17.- №4.-P.295-308.

112. Donati L. Infeção e quimioterapia: experiências recentes, estratégias propostas e perspectivas em cirurgia plástica e reconstrutiva//J. Chemother. - 2017.- Vol. l(l). - P.129-33.

113. Garson S. Burned lips //Ann ChirPlastEsthet.- 2012.- Vol.47(5).- P.547-555.

114. Hudson D.A. Algumas reflexões sobre a escolha de uma Z-plastia: o Z tornado simples //. Plast. Reconstr. Surg.-2010.- Vol. 106.- №3.- P. 665-671

115. Liu J.C., Wang L.N., Chen F.S. Experiência de aplicação de retalho cutâneo na reparação de 112 pacientes com lesão grave por pressão térmica do pé// ZhongguoXiu Fu Chong JianWaiKeZaZhi. -2010.- Vol. 14(4).- P. 197-99.

116. Ono I. Efeito terapêutico da utilização de um sistema de laser de alexandrite de pulsação longa com um dispositivo de arrefecimento para depilação em cirurgia reconstrutiva de malformações auriculares// Ann.Plast. Surg.- 2012.- Vol.48 (2).- P. 115-123.

117. Pannier M, Wassermann D. Surgery of burns// Rev. Prat.- 2012. Vol.52 (20)- P.2244-2248.

118. Rochet J.M, Zaoui A. Burn scars: rehabilitation and skin care //Rev. Prat.- 2012.- Vol.52(20).- P.2258-63.

119. Schweinfurth J.M. Future management of scarring//Facial. Plast. Surg. - 2017.- Vol.17 (4).- P.279-282.

120. Sleilati F., Maladry D., et al. Reconstrução dos dedos dos pés por razões estéticas utilizando um pedículo microvascular exteriorizado//Br.J.Plast. Surg.- 2013.- Vol.56 (5).- P. 509-514.

121. Stoddard F.J., Sheridan R.L., et al. Tratamento da dor em crianças vítimas de queimaduras agudas//J. Burn Care Rehabil.- 2012.- Vol. 23 (2).- P. 135-56.

122. Suliman M.T. Experiência com a plastia de sete retalhos para a libertação de contraturas de queimaduras//Burns.- 2014.- Vol.30 (4).- P.374-379.

123. Ulkur E., Celicoz B., et al. Comparação das taxas de alongamento fornecidas por múltiplos retalhos rombóides menores e retalhos rombóides únicos maiores - Um estudo experimental// Burns - 2016.- Vol.32.- №2.- P.218-221.

124. Xu J., Liu Y., Mu L., et al. Técnicas de expansão de tecidos sobrepostos e suas aplicações clínicas//Zhon. Zheng Xing WaiKeZaXhi.- 2012. - Vol.18 (6).- P. 369-370.

125. Yamamoto Y., Furukawa H., et al. Duas inovações da técnica de retalho em estrela para a reconstrução do mamilo//Br. J. Plast. Surg. - 2017.- Vol.54 (8).- P.723-726.

126. Zhu Z.X., Xu X.G., et al. Experiência de 14 anos de reconstrução de emergência de lesões eléctricas// Burns.- 2013.- Vol.29(l).- P.65-72.

127. Zuijlen van PP, Vloemans JF. et al. Substituição dérmica em queimaduras agudas e cirurgia reconstrutiva: um acompanhamento subjetivo e objetivo a longo prazo//PlastReconstr Surg.- 2017.- Vol.108(7).- P.1938-1946.

128. Zuijlen van PP, Lamme EN. et al. Resultados a longo prazo de um ensaio clínico sobre substituição dérmica. Uma avaliação baseada em microscopia de luz e análise de Fourier//Burns.- 2012.- Mar;28(2). - P. 151-160.

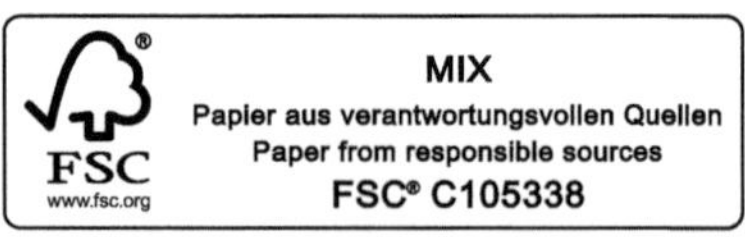

Printed by Books on Demand GmbH, Norderstedt / Germany